远离 高脂血症 有诀窍

YUANLI
GAOZHIXUEZHENG
YOU JUEQIAO

主编　陈仕林　吕双喜

U0305819

郑州大学出版社

郑州

图书在版编目(CIP)数据

远离高脂血症有诀窍/陈仕林,吕双喜主编.—郑州:
郑州大学出版社,2014.7
(必须警惕的富贵病)
ISBN 978-7-5645-1896-7

Ⅰ.①远⋯　Ⅱ.①陈⋯②吕⋯　Ⅲ.①高血脂病-防治
Ⅳ.①R589.2

中国版本图书馆 CIP 数据核字（2014）第 125091 号

郑州大学出版社出版发行
郑州市大学路40号　　　　　　邮政编码:450052
出版人:王　锋　　　　　　　　发行部电话:0371-66658405
全国新华书店经销
郑州市金汇彩印有限公司印制
开本:710 mm×1 010 mm　1/16
印张:15.5
字数:253 千字
版次:2014 年 7 月第 1 版　　　印次:2014 年 7 月第 1 次印刷

书号:ISBN 978-7-5645-1896-7　定价:28.00 元
本书如有印装质量问题,请向本社调换

编委名单

主　编　陈仕林　吕双喜

编　委　韩东峰　胡鹏飞　蔡　婷　胡俊敏

　　　　张越伟　胡　伟

内容提要

　　这是一本有关高脂血症的医学科普知识图书，它以通俗易懂的语言、精练的内容选材，向读者深入浅出地介绍了高脂血症的症状、易患人群、诊治要点，特别是在日常生活中怎样采用简便易行的方式预防和治疗高脂血症。本书还详细地介绍了人们是怎样在不知情的情况下，被自己的生活习惯、饮食偏好所累，逐渐成为高脂血症患者的。可以说，这是一本难得的有关高脂血症的通俗读物，值得广大读者一读。

前　言

众所周知,高糖类、高脂肪、高胆固醇的食物容易引起高脂血症。但是,很少还有人知道,20 岁左右的年轻人就已经可以形成脂质沉积物,甚至有的儿童从 10 岁就开始了,这种沉积物在医学上被称为粥样硬化斑块。十几年或几十年后,由于粥样硬化斑块长期积存,阻隔了动脉血管对营养物的吸收,动脉血管营养状况每况愈下,使动脉血管慢慢变硬、变脆、变窄,失去弹性,这种不良作用还能引起高血压或加重高血压的程度。当动脉的截面积的 50% 以上被挤占后,心脑血管供血不足的症状才开始出现,以致头晕、头痛、心前区疼痛、憋气等时有发生。当动脉血管的截面积被堵住 80% 以上,就可以认为这条血管被完全堵塞,严重的后果是发生脑卒中、心肌梗死。正因为高脂血症是悄然无息地逐渐吞噬生命,人们形象地把它称为"隐性杀手"。

很多人对自己的血脂异常并不担心,认为无非是血中的脂肪多点罢了。血脂异常是导致动脉粥样硬化的元凶,而动脉硬化是导致心脑血管疾病的罪魁祸首。据统计,约有 80% 的心血管疾病是由血脂异常引起的。全世界每年有 1500 万人死于心脑血管疾病,远远高于癌症死亡人数,占死亡原因第一位。在我国,心脑血管疾病的发生率占总人口的 8%,病死率占总病死率的 50%。血脂异常还可以加重糖尿病、脂肪肝、肾病综合征等很多相关疾病,对人体健康非常有害。更为严重的是,血脂异常导致动脉硬化有年轻化的趋势。北京市在 15 ～ 39 岁年龄组死亡者尸检中发现,有动脉硬化的为 74%,有 1/4 的人动脉狭窄超过 50%。因此,血脂异常已不仅仅威胁到老年人的身体健康,对于青年人甚至是儿童的健康也是巨大隐患。

血脂异常是无形的杀手,它在人体青年时就开始侵蚀血管,中年时病情发展,但可能没有任何感觉。直至中老年时,它造成了心脑血管疾病并产生了心绞痛、心肌梗死、偏瘫等严重的症状,甚至危及生命的时候,人们才真正

1

引起警惕。但这时可能带来的已是不可逆转的心脑损害,甚至生命的代价。所以,世界卫生组织提出:正常人应每 2 年检查 1 次血脂,40 岁以上的人应每年检查 1 次血脂,体型肥胖者,长期吃糖太多者,长期吸烟、酗酒、习惯静坐、生活无规律、情绪易激动、精神常处于紧张状态者,已经有心血管疾病的患者,如冠心病、高血压、脑血栓及已经有血脂异常的患者,都应在医师的指导下定期检查血脂。没有异常感觉者一样可能患有疾病,定期检查、早期诊断、早期治疗是关键。

高脂血症已经不是中老年人的常见病,而是整个社会人群中的常见病,儿童高脂血症、青年高脂血症、更年期高脂血症、老年高脂血症以及高脂血症并发的各种疾病,其覆盖人群之广令人震惊。可以说,高脂血症已经成为我国的公共健康安全问题。

本书介绍了高脂血症的基本知识、诊断检查、西医治疗方法、中医特色治疗、饮食降脂的方法、运动降脂的途径、情志降脂的方式以及在生活中的一些降脂小诀窍。在看过本书之后,读者一定会收获良多的。本书帮助读者朋友以最少的成本去应对高脂血症,在今后肯定不会再畏惧高脂血症,也不再为高脂血症而担心。

编　者

2014 年 6 月

目 录

第1章

高脂血症"隐性杀手"称号的来历

正确认识血脂的来历

来自动物性食物中的胆固醇,只是身体内胆固醇来源的一部分。实际上,植物性食物中也含有一些胆固醇(或称谷固醇)。从外界摄入的胆固醇经过肝脏的作用,才能转化为人体的胆固醇。还有相当多的人体胆固醇是由自身合成的。

近年来,随着生活状况的改善,进食脂肪和总热量过多的情况已成为普遍现象,特别是已经发生肥胖的人和中老年人,由于代谢功能衰退,机体组织萎缩,体力活动减少,热量消耗降低,脂类代谢功能失调,加之多食高胆固醇食品,可造成血脂异常。吃得太多,或过分吃甜食,会使人发胖,也可使人体内三酰甘油含量增高。

其实,血脂并非完全从饮食中来,相当一部分是在人体内合成的。有些一生避荤吃素的人,也难以逃脱血脂异常,而成天吃荤的人也未必患血脂异常。

有趣的是,如果从食物中摄入的胆固醇多了,体内自身产生的胆固醇就会自动减少。而当食物中摄入的外源性胆固醇减少,体内产生的内源性胆固醇就会相应增加。这种内源性胆固醇的此消彼长,就可以保持人体内部的胆固醇始终稳定在一个正常水平。

所以,只要体内血脂代谢调节正常,即使食入过多的脂肪类食物,也不会引起血脂异常。同样的道理,不要以为不吃含胆固醇的食物,就能降低自己的胆固醇水平。同样,三酰甘油也非完全来源于食物中的脂肪,它主要由粮食及甜食转化而成。

逾1.6亿人中招"隐性杀手"

高脂血症是指血液中的脂质成分,主要是三酰甘油和胆固醇中的一项或两项,高于正常。血液中的脂质成分,统称为血脂,除了三酰甘油和胆固醇外,还包括磷脂和游离脂肪酸。2002—2004年,卫生部组织在全国开展了第四次中国居民营养与健康状况调查,结果发现,对比1992年,我国居民营养状况显著改善,但同时也出现了慢性发病率快速上升的新情况。其中,我国成人血脂异常患病率为18.6%,估计全国血脂异常患者人数逾1.6亿。这说明,国内公众的健康意识得到提升,但多数人忽略了改变个人饮食形态的重要性。他们认为自己平常能吃能喝,日常也没有任何不适,怎么会突然发生冠心病等严重疾病呢?

其实,只要做详细检查,便能发现这些人的血脂都偏高,高脂血症是目前医学界认定可引起冠心病的主要原因之一。另外,高血压和血脂异常经常同时存在,在我国35岁以上的人群中,高血压合并血脂异常的患者多达3700万。高血压患者中几乎有50%的人同时也患有高脂血症。在同一血压水平,血脂越高,患心脑血管疾病的危险性就越高。因此,高血压患者除了降压,还应关注自己的血脂状况。

高脂血症对身体的损害是一个缓慢的逐渐加重的隐匿过程。高脂血症本身多无明显的症状,不做血脂化验很难被发现。

值得注意的是,很多高脂血症患者认为自己没有什么症状,也没有不舒服的感觉,因而采取无所谓的态度,忽视了降血脂的治疗,在日常生活中也不注意科学饮食和运动,如果任由高脂血症状况自然发展,不加以控制,一旦病情加重,造成的损害往往是不可逆的。

高脂、高胆固醇食物容易引起高脂血症,一般20岁左右的年轻人就已经可以形成脂质沉积物,甚至有的儿童从10岁就开始了,这种沉积物在医学上被称为粥样硬化斑块。

十几年或几十年后,由于粥样硬化斑块长期积存,阻隔了动脉血管对营养物的吸收,动脉血管营养状况每况愈下,就会使动脉血管慢慢变硬、变脆、变窄,失去弹性,这种不良作用还能引起高血压或加重高血压的程度。当动脉截面积的50%以上被挤占后,心脑血管供血不足的症状才开始出现,以致头晕、头痛、心前区疼痛、憋气等时有发生。当动脉血管的截面积被堵住80%以上,就可以认为这条血管被完全堵塞,严重的后果是发生脑卒中、心肌梗死,甚至心脏性死亡。正因为高脂血症是悄然无息地逐渐吞噬着生命,人们形象地把它称为"隐性杀手"。

三成人患高脂血症

高脂血症是亚健康人群的头号杀手。据调查,在18～79岁的社区居民中,高脂血症患者数量列居十大疾患之首,占患病总人数的27.96%。脂肪肝患者列居第二位,占20.31%。

其余八大疾患依次是内、外混合痔,乳腺增生结节,高血压病,妇科疾患,肝功能异常,前列腺增生,各型鼻炎,宫颈炎。

亚健康人群呈逐年上升趋势,且绝大多数受检人群对亚健康预防的重要性认识不足。目前,亚健康状态年龄已明显危及30岁以下的年轻人,这一人群中有33.5%的人患有不同程度的某种疾病。

2004年,在北京市各大医院心内科就诊的高血压、高脂血症和冠心病患者中,25%的患者同时伴有糖尿病;在众多糖尿病患者中,仅有不到10%是单纯的糖尿病,有40%合并高血压或高脂血症,而有50%同时合并高血压和高脂血症。

2007年,专家对北京中小学教职工的26 581份完整体检资料进行统计,结果发现,体重超标检出率25.79%、肥胖检出率16.27%、高血压检出率20.94%、高脂血症检出率35.3%、高血糖检出率7.20%、脂肪肝检出率13.1%,均随年龄增长而有增高趋势。

教职工体重超标及肥胖、高血压、高脂血症、高血糖、脂肪肝的检出率较高,已成为患慢性病高发人群。

2008年,专家对北京部分军队单位参加健康体检的中老年人所患各类疾病情况进行汇总分析,结果发现,前十类疾病患病率依次为高脂血症51.5%、脂肪肝38.4%、前列腺增生31.3%、口腔疾病29.2%、高血压病28.4%、肝囊肿13.6%、鼻部疾病10.9%、冠心病10.3%、慢性肾脏疾病10.2%、屈光不正10.2%。经过调查发现,这些疾病的患病率与性别、年龄、工作状况等因素相关,高脂血症等高发病、常见病与个人生活方式密切相关。

🌸 八成人亚健康

据统计发现,患病的人群主要有以下几类:IT业从业人员、企业高管(含民营企业主)、媒体记者、证券业从业人员、保险业从业人员、出租车司机、交警、销售、律师、教师等。

据昆明市第一人民医院(昆明市健康体检中心)统计,体检中心自2003年成立以来,共体检了近5万人次,85%的人处于亚健康状态。调查结果分析发现,第一类人群的易患疾病主要为血脂增高、血糖增高、脂肪肝和眼科疾病等;第二类人群是疲劳、失眠、心理障碍等问题严重。

据了解,很多成功的律师,都有血脂、血压和血糖方面的问题,这主要是过大的精神和工作压力导致的。特别是30～50岁年龄段的律师,生活压力最大。他们除了要做好辩护工作外,还要亲自做好咨询、顾问以及收集证据、整理资料等工作。因此,他们的生活很难有规律,休息时间也得不到保证。

🌸 四成媒体人患高脂血症

河北省曾对各大媒体从业人员进行了例行健康体检。结果发现,这些媒体从业人员中,高脂血症、脂肪肝、肥胖、心肌缺血、高血压的患病率比较高。其中,高脂血症的检出率达40%左右,脂肪肝的比例达31.2%,肥胖比例达21.4%,心肌缺血比例达18.8%,高血压比例达18.4%。这5种疾病的发病具有相关性,工作紧张、压力过大和不良的生活方式以及饮食习惯是这

5 种疾病的共同病因,而高脂血症是这 5 种疾病的根基。精神紧张和压力过大给高脂血症的发病提供了温床,而不良的生活方式加速了血脂的升高。

不单是河北省媒体工作者的健康问题堪忧,近年来,在北京、上海、广州等地的新闻媒体从业人员的健康调查中发现,这些人都存在严重的健康问题,其中高脂血症患者人数最多。更令人担忧的是,大部分人员都是在检查中才发现自己患有高脂血症的。

生活水平和血脂同步提高

据对上海居民血脂水平十余年的跟踪分析,得出的结论是,随着饮食中肉、蛋、奶的增加和主食的减少,居民血清胆固醇和三酰甘油水平不断增高、高密度脂蛋白水平降低,其中超过正常高限、低于正常低限者所占比例显著增多。这说明血脂异常作为导致冠心病的危险因素在增加。也就是说,上海地区冠心病的患病率、发病率和病死率的增高与血脂增高有密切的关系。

随着我国居民生活水平的不断提高和各种体力劳动的减少,不但成年人高脂血症的患病率日益增高,而且发病年龄也有明显年轻化的趋势。在普通人群中,很多中青年人因为体质状况尚可,加之高脂血症所造成的重要脏器损害呈慢性发展趋势,而早期又没有明显的临床症状,这就导致血脂异常的情况往往被忽视。

在我国北方城市中,45 岁以下中青年人群已经有相当高的高脂血症(包括高胆固醇血症、高三酰甘油血症和前两者兼有的高脂血症)的患病率,有些城市的男性患病率达到了 28.78%,女性为 12.03%。虽然这一结果可能会受到被调查人群的临时饮食因素等多种影响,但基本上揭示了调查地区城市居民中、青年的患病情况。

在相同年龄段中,男性高脂血症的患病率均明显高于女性,统计学处理也证实了这一点,这大多和男性较女性在吸烟、饮酒等不合理、不科学的生活方式上有更多的不良习惯有关。

在发病类型上,高三酰甘油血症的患病率明显高于高胆固醇血症和两者兼有的高脂血症,该病患者占所有患者的一半以上,说明高三酰甘油血症最易发生。

高脂血症早发的根源何在

目前,无论是我国或其他国家,高脂血症的发病率都居高不下,而且发病年龄日趋年轻,甚至儿童也有血脂升高的病例,这是怎么回事呢? 高脂血症日益多发、早发的根源何在呢?

第一,不良的饮食习惯和生活方式。不少人在饮食方面没有自制力,晚餐吃得过晚或吃得过饱,爱吃巧克力、炸薯条、糖果等,这些都是导致高脂血症早发的原因之一。

现在的娱乐条件提高了许多,很多人吃完饭,没事就喜欢躺在沙发上看电视、玩电脑,不愿意进行体育活动;出入有电梯、汽车,在大幅度节省体力的同时,也大幅度减慢了体内的热量消耗。人体内的热量得不到消耗,脂肪无法分解,摄入的糖类也在转化为脂肪,于是人就逐渐肥胖起来,血脂逐渐升高也顺理成章了。

第二,西方饮食习惯的影响。中国目前有上千家肯德基、麦当劳连锁店,以及其他无数的各种西式餐厅、糕点房。不少成年人、年轻人甚至孩子,都喜欢吃西式食品。尤其是父母长辈对独生子女比较娇宠,经常光顾洋快餐店。但他们却没有想过,洋快餐和仿西式的食品,是以炸、煎、烤为主要烹制方法,食物中的脂肪占相当大的比例。一份洋快餐,脂肪提供的热量占总热量的40%～59%,而蔬菜含量特别少,维生素 A、维生素 C、B 族维生素和钙、铁的含量更是不足;冰激凌和碳酸饮料中含糖量更高,由此形成了高热量、高糖、高胆固醇、低营养的"垃圾食品"。经常吃这些食物很容易患上高脂血症。

第三,滥用保健食品。我国的保健食品行业比较混乱,给孩子、中老年人服用的各种名目的营养保健品让人眼花缭乱。听着这些保健品的广告宣传,让人感觉自己体内似乎什么营养都不足,都需要补充。实际上,绝大多数的营养保健品都是为了经济利益而包装出来的,根本不是针对每个人的具体身体特点量身打造的健康食品。人们在服用过多的保健品后出现的更严重的营养、热量过剩,最后导致高脂血症等代谢性疾病也就不足为奇了。因此,是否需要服用保健品,建议读者还是根据自己的身体情况和医生交流之后再做决定为好。

高脂血症的迷思

盲目素食也可能患上高脂血症

长期素食也会使人体内胆固醇增高。医学家们曾对以牛羊肉及奶制品等为主食的地区进行研究,发现在相同条件下生活的牧民,体内血清胆固醇和三酰甘油的浓度差异很大。日本和法国的一些调查也发现,人体动脉硬化的严重程度和食物中脂肪的含量没有直接关系。也就是说,肝脏调节胆固醇的机制正常者,即使摄入脂肪多,脂肪合成也不会多。但是仍然不提倡大量吃高胆固醇食物。

此外,他们研究发现,如果人体内缺铬等微量元素时,不仅会导致糖代谢紊乱,还会促使血胆固醇增高,引起动脉硬化。而缺铬的重要原因之一就是食物加工过于精细,这些微量元素和粗粮被"人为"地舍弃掉了。例如,精白粉中的铬含量仅是普通面粉的1/3,粗面粉的1/9;在米糠被筛除的同时,它所含的铜和锌也有50%被除去;饮食中的锌含量不足时,对血压影响明显。所以精食是导致心血管病产生的重要饮食因素。

可见,盲目素食,并把脂肪等饮食中的某一成分作为动脉硬化的唯一原因的观点是错误的。人体内脂肪和胆固醇水平的高低取决于合成脂肪和胆固醇的代谢机制是否遭受破坏。避免和纠正这些破坏的因素,是预防动脉硬化、冠心病更为积极的办法。那些盲目长期进食低胆固醇食物和素食的人也可能患高脂血症。

年龄增长血脂必然增高吗

美国有研究资料表明,总胆固醇和三酰甘油在人体内的水平随年龄上升,其高峰值年龄男性一般在 55 岁,女性一般在 65 岁。我国老年人群(>60 岁)的总胆固醇、低密度脂蛋白胆固醇、三酰甘油和载脂蛋白都明显高于中青年,但到了 80 岁以后开始下降,90 岁以后下降到中青年水平;对心血管有保护作用的高密度脂蛋白和载脂蛋白 A1 从青年到老年仅略有增加,80 岁以后开始下降。不同血脂成分随年龄的变化,也显示出老年人抗动脉粥样硬化的能力较青年人低。

因此,粥样硬化病变可能在老年期加速。血脂随年龄的变化尚存在性别差异,50 岁以前,男性总胆固醇、三酰甘油水平均高于女性;50 岁以后,女性超过男性的平均水平,但 90 岁以后男女差别消失。这一现象与女性绝经前后体内雌激素代谢变化有关。

年龄是高脂血症的独立危险因素吗? 其实不是这样的。在我国一些较不发达的山区农村,血脂水平不存在年龄差异。如在调查了 8 000 余例男性农民后发现,30 ~ 60 岁和 60 岁以上两个年龄组总胆固醇水平都在 2.26 毫摩/升左右。在这些总胆固醇水平较低的人群中,高密度脂蛋白胆固醇也相应偏低,但总胆固醇与高密度脂蛋白胆固醇的比值保持在 3.0 左右。这一现象意味着血脂随年龄升高并不是不可抗拒的规律,它很大程度上由生活条件的差异、体力劳动多少决定的,适当调整生活方式就可以减轻或避免血脂水平随年龄增长而增高的情况。

瘦人也会得高脂血症

一直以来,人们都以为只有胖人才容易患上高脂血症这种"富贵病",其实很多较瘦的人也患有轻度高脂血症,但他们通常没有任何不舒服的感觉,致使很多人错过了最佳的治疗时间。

高脂血症有原发的,也有继发的,原因各不相同,因此在临床上表现形式多种多样。就患者身体胖瘦而言,最多见的是形体偏胖者,其次是形体不胖不瘦者,但瘦人患高脂血症者也不少见。由于高脂血症与形体胖瘦间无必然联系,所以不能以形体胖瘦判断血脂高低。临床上发现,瘦人的高脂血症多为低密度脂蛋白胆固醇偏高,程度多较轻;高密度脂蛋白胆固醇水平多低于正常水平,这类患者也很容易患上心脑血管疾病。

专家指出,从动脉粥样硬化的发生来说,二十几岁的青年就会出现,但要真正发展为动脉血管硬化阻塞心脏血管,甚至发生心肌梗死等,可能至少还要二十多年的时间。一些"瘦人"虽然体形不胖,但种种原因也会导致其胆固醇偏高。比如精神压力过大,不少人吃许多高脂肪食物来对付压力,同时,"怎么吃都不胖"的体质也成为一些瘦人偏爱吃高蛋白质、高脂肪食物的理由。

心脑血管等疾病的"导火线"

据调查,我国中老年人血脂升高者日益增多,目前中老年人高脂血症的发病率为30%~50%。但是,还有很多人并不了解高脂血症,而另一部分人知道自己患了高脂血症却不知道如何治疗,甚至有一些人患了高脂血症也不当回事,这给身体健康带来了很大威胁。

当血脂轻度升高时,可能不会引起患者的任何不适,但即使轻度的血脂升高也可能成为潜在的健康"杀手"。因为血脂长期处于高水平状态,非常容易导致心脑血管疾病,也就是说高脂血症是引起冠心病、高血压病、动脉硬化等疾病的直接原因。故专家形象地称其为导致心脑血管等疾病的"导火线"。

高脂血症还是脑卒中、心肌梗死、心脏猝死独立而重要的危险因素。此外,高脂血症还可导致脂肪肝、肝硬化、胆石症、胰腺炎、周围血管疾病、跛行、高尿酸血症等。高脂血症的直接危害是加速全身动脉粥样硬化,因为全身的重要器官都要依靠动脉供血、供氧,一旦动脉被粥样斑块堵塞,就会导致严重后果。

除此以外,高脂血症还可对人体造成以下损害。

1. 损害人的视力 在高血压病、糖尿病和高脂血症这3种疾病中,高脂血症是引起视网膜血栓形成的最常见原因。高脂血症在眼睛内部引起的病变,其后果比皮肤或肌腱等部位的黄色瘤还严重。当患者有严重高脂血症时,血液中含有大量富含三酰甘油的脂蛋白可使视网膜血管颜色变淡而呈近乳白色。而这些脂蛋白有可能进一步从毛细血管中漏出,即视网膜脂质渗出,在视网膜上呈现出黄色斑片。一旦脂质渗出侵犯到黄斑则可严重影响视力。

高脂血症引起的视网膜静脉血栓形成,后果则更加严重,而且不易被尽早发现。高浓度的血脂可以导致血管内皮损伤、血小板过度活化,使其释放多种凝血因子,造成血小板聚集性增高,导致血管内血栓形成。若血栓发生于眼内,可以造成视网膜血管阻塞。中央静脉阻塞可表现为视盘周围环状出血和渗出及视网膜静脉扩张。这种情况可引起视力严重下降,对老年人而言,严重的视力下降可导致双目失明。

2. 损害人的听力　许多人都知道心脑血管疾病与长期血脂过高有一定关系,但高脂血症可致耳聋却是鲜为人知的。

研究证明,中老年人耳聋与血脂增高密切相关。人体内耳耳蜗上的细胞能感觉声波的振动使人听到声音,如果长期患有高脂血症,血液中过多的脂类就会沉积于血管壁上,过氧化脂质增加,直接导致内耳细胞损伤,同时导致内耳血管更加狭窄,发生供血障碍,造成内耳缺血缺氧,导致耳聋发生。

因此,中老年人如果出现听力减退,应及时去医院耳鼻喉科就诊,并化验血脂。如果是因为血脂高引起的耳聋,要在医生指导下及时用药降低血脂,才有利于听力的恢复。

3. 损害人的记忆力　当人体内葡萄糖的代谢功能受到饱和脂肪酸影响而减缓时,大脑就会欠缺养分,同时,高脂血症易导致脑动脉硬化、脑组织供血不足,从而出现记忆力减退。现实中,还发现糖尿病患者存在由于三酰甘油较高而造成记忆力减退的问题。可见,高脂血症对人的记忆力也能产生不良的影响。

损害血液"六宗罪"

血脂异常可引起全身各处动脉发生粥样硬化,而动脉硬化病变的主要成分为胆固醇和三酰甘油。当血脂过高且未加控制时,则可使胆固醇之类物质沉积于大、中动脉管壁内,逐渐形成动脉粥样硬化,进而造成某些器官甚至整个循环系统功能紊乱。

血脂异常初期多数没有临床症状,这也是很多人不重视早期诊断和治疗的重要原因。后期则因受侵害血管部位不同而出现不同的症状。该病对身体的损害是隐匿、逐渐、进行性和全身性的。它的直接损害是加速全身动脉粥样硬化,因为全身的重要器官都要依靠动脉供血、供氧,一旦动脉粥样硬化斑块堵塞,就会导致严重后果。

第一宗罪:红细胞膜微黏度增高。红细胞膜的黏度越大流动性就越小,这对红细胞的变形性、膜氧扩散、膜上酶系统等功能有很大影响。红细胞膜更新主要依靠与血清脂质的交换,因而受血脂成分影响最大。血清低密度脂蛋白可将游离胆固醇带入到红细胞膜中,使膜流动性降低,微黏度增高,还会影响氧的弥散。动脉硬化、肾病综合征等伴有高脂血症的患者,常因此造成组织低氧。

第二宗罪:红细胞变形能力降低。高脂血症患者的红细胞膜中胆固醇的含量增高,膜面积增加,使红细胞的形态变成了棘状或刺状,导致红细胞的变形能力下降。另外,红细胞膜脂增高,膜流动性下降,也使红细胞变形能力减退。这就直接影响了红细胞在体内内环境中的适应能力。

第三宗罪:产生微循环障碍。高脂血症,尤其是有动脉粥样硬化如冠心病、脑血管病的患者常伴有微循环障碍,主要表现为红细胞变形能力下降,通过微血管时受影响,出现微循环淤血、血流变慢、流量减少、红细胞在微血管内淤积等。同时,由于红细胞膜脂增加,氧的输送能力受到影响,也加重了微循环障碍及组织低氧。

第四宗罪:血黏度增高。高脂血症会导致血黏度增加。高脂血症使红细胞变形能力下降,大量的红细胞出现棘、刺表面,在血液中的运动没有以前流畅,反而相互牵绊,影响了血流的速度和通畅性,促使血黏度增高。

第五宗罪:血栓形成增加。当血脂增高使红细胞变形能力下降时,容易发生血栓,尤其在动脉粥样硬化时,在狭窄处更容易发生。因为红细胞的变形性影响血液流动状态,当红细胞变形性良好时,能吸收湍流的动能,抑制湍流的发展。但变形能力降低的红细胞对湍流的抑制作用减弱,而湍流对促使动脉粥样硬化与血栓形成有密切关系。因此,高脂血症时降低血脂,改善红细胞变形能力,对动脉粥样硬化的防治与防止血栓形成有重要意义。

第六宗罪：增强血小板聚集，致使血液流动异常。高脂血症时，血脂通过对血小板膜脂的影响，使血小板活化增强，发生聚集反应，引起血液流动异常。血液流动异常是高脂血症的一个中间环节或促进因子，影响肝脏的微循环系统。肝脏又是脂类代谢的主要器官，两者相互影响，从而加重了高脂血症的病情。

胰腺炎和男性性功能障碍的罪魁祸首

除了酗酒、暴饮暴食等是诱发胰腺炎的常见危险因素外，高脂血症也是诱发胰腺炎的一大危险因素，这是因为过高的三酰甘油会在血管内、肝脏、胰腺等组织中堆积，激活的胰酶会使三酰甘油分解为大量游离脂肪酸，未与白蛋白结合的游离脂肪酸呈很强的毒性，易损伤胰腺，引发急性炎症。尽管高脂血症性急性胰腺炎的患者比其他诱因（如胆道系统结石、胆道感染、酗酒、暴饮暴食）引起胰腺炎的患者人数少，但是一旦发生其病情大多比较严重。

以往认为阳痿是心理和精神导致的功能性疾病，只能从精神和心理方面进行治疗。近年来，国外医学界在这方面深入研究后发现，阳痿患者的阴茎内一般都会发生病理变化，这些大都和血脂有关。

美国医学家在对性功能障碍患者的阴茎海绵体详细研究后发现，性功能障碍患者阴茎内的动脉血管和平滑肌细胞都发生了狭窄萎缩，以致血液不能正常地灌入阴茎海绵体，逐渐导致早泄、阳痿等一系列症状。阴茎动脉硬化导致海绵体缺血和缺氧，使阴茎组织包括血管壁层肌肉和神经等发生萎缩。

高脂血症易患人群排行榜

有高脂血症家族史的人

家族性高脂血症的准确名称为家族性高胆固醇血症。它起源于遗传性的基因缺陷,是一种常染色体显性遗传疾病,是脂质代谢疾病中最严重的一种,使对血管有害的低密度脂蛋白极度升高。这种疾病可提早发生动脉粥样硬化,是冠脉疾病发生的一种重要危险因素,会导致年轻人心脏病发作、中风,甚至早年丧命。

家族性高胆固醇血症包括杂合子型和纯合子型两种。据统计,在美国大概有70万人患这种高胆固醇血症。他们常常过早地发生冠心病。其中,纯合子型高胆固醇血症的发病率比较罕见,大约为一百万分之一。

国内在1985年首次报道了纯合子型家族性高胆固醇血症,并对该病进行了较为系统的有关诊断和治疗研究。家族性高胆固醇血症会引起各种血管床的动脉粥样硬化,导致各种危及生命的并发症的出现,从而发生缺血、栓塞和梗死等症状和体征。严重者可在青少年时期,甚至儿童时期出现肌腱黄色瘤,部分患者关节变形、增大,并因心功能衰竭而死亡。因为从小就会出现血管硬化,以及不断侵蚀皮肤的黄色瘤,所以从几岁起,患者每天都要服用降脂药。类似这样的孩子,十几岁左右时的胆固醇指数就相当于六七十岁的老人。但人类至今仍然还没有根治纯合子患者疾病的办法,只有尽早发现患者,通过不间断服用降脂药来延缓血管硬化。

绝大多数杂合子患者没有明显症状,只是血脂偏高,易早发动脉硬化和冠心病。他们是正常人与家族性高胆固醇血症患者所生的孩子,故医学上称为杂合子患者。

肥胖者

肥胖除生理或病理因素外,主要是由于机体内摄取脂肪过多,运动消耗太少导致的脂肪组织蓄积过多的状态。一般认为超过标准体重的10%为超重,超过20%为肥胖,超过30%为中度肥胖,超过50%为重度肥胖。一般情况下,肥胖者的并发症,除高血压、糖尿病、冠心病外,还有高脂血症。

不论什么原因引起的肥胖,都是体内脂肪组织的过度增加所致,脂肪组织虽然是人体热量的主要来源之一,但其中含有8%的三酰甘油。虽然肥胖者的血脂分析有时暂无异常改变,但过度肥胖久了常常会导致脂质代谢索乱。

肥胖症最常继发引起血液中三酰甘油增高,部分患者血液中胆固醇含量也可增高,主要可表现为Ⅳ型高脂蛋白血症。可见,高脂血症是动脉硬化最危险的因子之一,而肥胖者常常合并脂代谢异常,并随着肥胖程度的增加,高脂血症越表现明显;相反,过高的血脂,也同时促进脂肪的过度积累,形成恶性循环。不仅如此,人们还发现血脂的升高与脂肪的分布状态有密切的关系。医学家认为,根据人的脂肪分布进行分类,肥胖症可分为有体干脂肪沉着显著的中心性肥胖,四肢明显的末梢性肥胖;还有上半身脂肪堆积较多的上半身肥胖和下半身脂肪堆积较多的下半身肥胖。高脂血症和糖尿病等病,以中心性肥胖和上半身肥胖为主,故而积极地采取措施进行减肥,有助于降低血脂。

🌸 饮食不节的人

在高脂血症患者中,饮食起着举足轻重的作用,通过适当的饮食疗法可以降低血脂,治疗高脂血症。同理,不良的饮食习惯也会使血脂增高。常见的不良饮食习惯有以下几种。

(1)多吃少餐　美国健康学家曾调查了1 400位60~64岁的老年人,发现每日吃两顿饭者有1/3患心血管疾病,每日吃五顿饭者(总热量相等)只有1/5患病。另有一份报告指出,每日就餐次数在3次或3次以下的人群,肥胖病患者占57.2%,胆固醇增高者占51.2%;而每日就餐次数在5次或5次以上的人群中,肥胖病患者仅占28.8%,胆固醇偏高者占17.9%。可见空腹时间越长,造成体内脂肪积聚的可能性越大。

(2)晚餐过迟　英国医学家曾做过这样一个实验:在晚间让小白鼠进食高脂肪饮食,然后马上入睡,这些小白鼠血液中的脂肪含量急剧上升。如果在早上或中午同样进食高脂肪饮食,则对血液中的脂肪含量影响不大。

(3)食不厌精　有些人不愿意吃糙米粗粮,只吃精白米面,殊不知长期低纤维素饮食的人,其血管硬化、高血压的发病率也会大幅度增高。

(4)肥腻甜食　过多地食用肥肉和一些富含胆固醇的食物如猪脑、皮蛋、鱼子、蟹黄、奶油等,都会引起血脂升高。有研究发现,糖能使肝脏合成脂类的作用增强,正常人连续吃高糖饮食 3 周,可明显使三酰甘油值升高。

（5）偏食挑食　这会造成营养素吸收不完全,如果绿叶蔬菜吃得少,常会发生维生素 C 缺乏,而维生素 C 可以降低胆固醇,减轻或防止动脉硬化。如果豆制品吃得少,就不能增加胆固醇在粪便中的排泄。还有人不吃大蒜、洋葱,嫌它们有特殊味道,其实它们有良好的降血脂作用。

嗜好饮酒者

高三酰甘油血症患者应该忌酒,高胆固醇血症患者虽然少饮一点有好处,但一定不要贪杯。

研究发现,酒精可促进极低密度脂蛋白、三酰甘油的合成及清除。据文献报道,对 450 例 30～60 岁的冠心病患者进行的血脂分析显示:230 例嗜酒者血清三酰甘油、极低密度脂蛋白胆固醇、高密度脂蛋白胆固醇均较其余 220 例不嗜酒者明显偏高。又如,给不饮酒的健康志愿者进食高蛋白、低脂肪的食物,并用酒代替等热量糖类的膳食,不论其中蛋白质与脂肪的比例如何,尽管志愿者血中酒精含量仍保持在法定中毒量以下,而其肝内三酰甘油含量仍显著增加,最早可于饮酒第 2 天就出现。可见膳食中若经常有一部分热量来自酒精,即使食物中其他成分比例适宜,酒精仍会影响脂质代谢。

这是因为酒精除提供更多热量外,还可刺激脂肪组织释放脂肪酸,使肝脏合成三酰甘油的前体——极低密度脂蛋白胆固醇——增加,并使极低密度脂蛋白胆固醇及乳糜微粒从血中清除减慢,导致血清三酰甘油升高。若饮酒同时摄入大量的脂肪,则这种现象会更加明显。因此,长期频繁饮用含酒精饮料者,若饮酒同时进食较多脂肪,其血清三酰甘油会持续升高,体重将增加,从而使高三酰甘油血症患者血清三酰甘油水平进一步增高,所以限制饮酒是控制高三酰甘油血症,尤其是高三酰甘油血症合并超重或肥胖患者的重要治疗措施。

通常认为,少量饮酒(指每日摄入白酒不超过 50 毫升)可能无害,但权衡其对血脂代谢的影响,则不应提倡用饮酒来提高血清高密度脂蛋白胆固醇水平以预防冠心病,也不应鼓励血清低水平高密度脂蛋白胆固醇患者采用增加饮酒量来作为治疗选择,更不可低估长期饮酒对身心健康的多种危害。

 ## 长期吸烟者

1990 年世界卫生组织估计,全球每 13 秒就有 1 人死于吸烟,每天死于吸烟者达 8 000 人,90% 的肺癌与吸烟有关。2000 年时,每年死于吸烟的人数增至 1 000 万人,平均每天死于吸烟的人数为 2.8 万人。我国每年死于吸烟的有 10 万人,预计到 2025 年,由于人口结构老龄化,病死率还要大幅增加。目前,我国有许多青少年吸烟,到 2025 年,吸烟的危害就会更明显的表现出来,吸烟引起的各种疾病的病死率将会增加。到那时,我国每年死于吸烟的人数将达到上百万人。因吸烟造成的疾病中,除了常见的肿瘤、呼吸系统疾病外,最多的就是高脂血症。吸烟对血脂的影响有以下几个方面。

(1)升高血清总胆固醇水平 流行病学研究发现,吸烟者的血清总胆固醇水平较不吸烟者高,其血中一氧化碳血红蛋白浓度高达 10%~20%,血清总胆固醇水平高可能与血中一氧化碳浓度有关。

(2)降低血清高密度脂蛋白胆固醇 许多研究者认为,吸烟与血清高密度脂蛋白胆固醇水平呈负相关。无论男、女吸烟者,其血清高密度脂蛋白胆固醇水平均比不吸烟者低 0.13~0.23 毫摩/升。国外有人对 191 例 30~40 岁的绝经期前女性的调查发现,吸烟者平均血清高密度脂蛋白胆固醇水平较不吸烟者低 0.18 毫摩/升,两组相比有显著差异($P<0.005$),每日吸烟超过 25 支者平均血清高密度脂蛋白胆固醇水平又较每日吸烟 1~14 支者低。

(3)升高血清三酰甘油 香烟中含有大量的尼古丁和一氧化碳,通过刺激交感神经释放儿茶酚胺,使血清游离脂肪酸增加。游离脂肪酸最终被脂肪组织摄取而形成三酰甘油,儿茶酚胺又能促进脂质从脂肪组织中释放,这也导致三酰甘油水平升高。

(4)促进低密度脂蛋白的氧化 暴露于烟雾中的低密度脂蛋白易被氧化修饰形成氧化低密度脂蛋白,提示可能是一氧化碳增加了低密度脂蛋白被氧化的敏感性。氧化形成的氧化低密度脂蛋白是直接导致动脉粥样硬化的主要物质。

 缺乏运动者

运动与不运动对血脂的影响有显著的差别。运动和体力活动可使胆固醇、三酰甘油、低密度脂蛋白降低,高密度脂蛋白升高。

如果一个人只吃不动或多吃少动,多余的热量便以三酰甘油的形式储存在体内。某些一向喜欢运动的人,由于某种原因中断运动时最容易引起血清三酰甘油的显著增高。特别是整天坐办公室的脑力劳动者,上下班以车代步,平时又很少运动,加上三餐搭配不合理,晚餐丰盛,久而久之,易因脂肪积累而发胖。缺乏运动者体内易产生一种低密度脂蛋白粒子,它会加强胆固醇在血管壁附着作用,从而加速动脉硬化的进程。

而适当强度和运动量的锻炼,不但能减轻高脂血症,改善血脂构成,而且还会纠正人体生理、生化代谢失调,使脂质代谢朝着有利于健康的方向发展。运动还能够促进机体的代谢,提高脂蛋白酶的活性,加速脂质的运转、分解和排泄。

此外,运动还能改善人体的糖代谢,改善机体的血凝状态,改善血小板功能,降低血黏度;运动还可改善心肌功能,增强心肌代谢,促进侧支循环的建立,这些都对防治冠心病具有积极的影响。

 老年人

老年人常患有高脂血症,且与其他老年性疾病如动脉硬化、冠心病、糖尿病等关系密切。人到老年期人体内总胆固醇、低密度脂蛋白胆固醇、三酰甘油和载脂蛋白 D 含量都明显高于中青年时期,而在 80 岁以后开始下降,90 岁后才下降到中青年水平。而对心血管有保护作用的高密度脂蛋白和载脂蛋白 A,从青年到老年仅略有增加甚至会有降低,80 岁以后才下降。不同血脂成分随年龄的变化,也显现出老年人抗动脉粥样硬化能力明显较青年人低。另外,血脂随年龄的变化尚存在性别的差异,50 岁以前男性总胆固醇、三酰甘油水平均高于女性,50 岁以后女性常常超过男性的平均水平,这可能与女性绝经前后体内雌激素水平的变化有关。血脂水平随年龄的增长而增高的原因主要如下:

(1)老年人对脂质代谢能力降低　老年人对胆固醇的合成、降解和转运能力均降低。55 岁以前,血中胆固醇因年龄的增加而增高,而在 60 ~ 70 岁时则逐渐降低。

(2)对糖耐量减低　随着年龄的增长糖耐量减低,2 型糖尿病发病增加,体内的糖代谢紊乱可导致老年人三酰甘油及极低密度脂蛋白水平升高。

绝经期女性

临床研究发现,生育期女性冠心病发病率明显低于同年龄组男性,而绝经后女性冠心病发病率则迅速上升。绝经前期女性冠心病的发病率与同年龄组男性比较有明显的性别差异,约为 1：4,但绝经后期女性的发病率却与男性趋于一致。流行病学资料显示,绝经前女性的血清高密度脂蛋白浓度较男性明显增高,冠心病的发病率远较男性低。而绝经后女性的血脂代谢常发生紊乱,表现为血胆固醇增高,高密度脂蛋白明显下降,冠心病的发病率明显增高。同样,日本医学家调查发现,女性在 50 岁以后高胆固醇血症的比例增加。这可能与绝经后内源性雌激素水平降低导致血脂变化有关。

雌激素可以使胆固醇、低密度脂蛋白降低,使高密度脂蛋白上升。高密度脂蛋白有利于胆固醇的运转和清除,不利于胆固醇沉积,从而有利于预防动脉粥样硬化的发生。绝经后,卵巢分泌雌激素的功能停止,雌激素在血中水平下降,所以绝经后女性可发生脂代谢紊乱。

美国对 3 000 名女性随访 24 年,发现自然性和手术后绝经女性均可发生脂代谢异常。可见雌激素对脂肪代谢有重要影响,维持血液中雌激素的正常水平有利于绝经后女性防止动脉粥样硬化的发生和发展。可见,女性绝经期(46 ~ 55 岁)脂代谢紊乱加速期,是防治高脂血症、心脑血管病的关键时期。

患有糖尿病、高血压等疾病者

人体内糖代谢与脂肪代谢之间有着密切的关系。约 40% 的糖尿病患者可继发引起高脂血症。一般情况下，1 型糖尿病患者，血液中最常出现乳糜微粒和极低密度脂蛋白的代谢紊乱。根据病情的严重程度不同，严重胰岛素缺乏特别是伴有酮症酸中毒患者，上述两种脂蛋白均显著增高，表现为Ⅰ型和Ⅴ型高脂血症蛋白症；不伴酮症的轻型患者，血中可无乳糜微粒，极低密度脂蛋白正常或仅轻度增高，可表现为Ⅳ型高脂血症蛋白症。2 型糖尿病发生脂蛋白代谢异常者更为多见，可能与 2 型糖尿病患者最常合并肥胖症有关。

许多高血压患者伴有脂质代谢紊乱，血液中低密度脂蛋白胆固醇和三酰甘油的含量较正常人显著增高，而高密度脂蛋白胆固醇含量则较低。另一方面，许多高脂血症也常合并高血压，两者间的关系十分密切。临床研究证明，有的降压药物对脂质代谢会产生不良影响，从而成为动脉硬化的促进剂，如利尿降压药、β 受体阻滞剂均有这种作用。血管紧张素转换酶抑制剂、钙离子拮抗剂对脂质代谢也有影响，需要高血压、高脂血症患者在治疗时加以注意。

情绪、精神紧张者

情绪紧张会直接影响人体的血脂代谢。当人处在紧张、争吵、激动、悲伤等不良情绪中时，人体内的儿茶酚胺分泌会增加，游离脂肪酸增多，进而促使血清胆固醇、三酰甘油水平升高。而情绪抑郁还会使高密度脂蛋白胆固醇降低，导致动脉粥样硬化。

可见，这些不良心理和精神因素，会对脂质代谢产生不良影响，可能导致血脂异常，更容易引起血脂升高，引起冠心病突发。

好动肝火者或老是生闷气的人，其血液中低密度脂蛋白水平都有显著升高；相反，那些在适当时机才发泄自己的情绪而在某些情况下采取宽容忍让态度的人，血液中低密度脂蛋白则会比一般人低 10%。

部分少年儿童

50%以上的 10～14 岁儿童,冠状动脉就已出现特征性的含脂质的平滑肌细胞,8%的 10～14 岁儿童有更明显的细胞外脂质聚集性改变,并且发现血清低密度脂蛋白胆固醇水平与冠状动脉脂肪条纹及纤维斑块的扩展均明显相关。这说明冠心病的部分危险性因素在儿童期即可存在,并且能加剧儿童动脉粥样硬化发展的病理过程。

可见,预防动脉粥样硬化应该从少年儿童开始。对有以下情况者,更应引起注意:家族中有原发性高脂血症患者的少年儿童;家族中有冠心病和中风病患者的少年儿童;形体肥胖超重明显的少年儿童。

甲状腺功能减退者

甲状腺激素一方面可促进肝脏胆固醇的合成,另一方面促进胆固醇及其代谢产物从胆汁中的排泄。因此,甲状腺激素影响血清胆固醇的产生和降解。当甲状腺激素不足时,其胆固醇合成能力降低,胆固醇及其代谢产物排出的速度相应降低,血液中总胆固醇浓度增加。

第2章

揭开高脂血症的面纱

什么是高脂血症

认识"血脂"

高脂血症就是指血液中脂类物质含量过高,即血清中胆固醇、三酰甘油、低密度脂蛋白(LDL)过高,高密度脂蛋白(HDL)过低的一种全身性代谢异常。因为血脂在血液中都是以与蛋白结合的形式存在,所以又有人将高脂血症称为高脂蛋白血症。

血脂

血液中的脂肪类物质,统称为"血脂"。人体中的血液由血细胞(红细胞、白细胞、血小板)和血浆组成,血脂就弥散在血浆中。血脂是体内含热量的物质,源于食物,又可以在体内合成,并提供机体新陈代谢时所消耗的热量。血液中有两种主要的血脂,即胆固醇(也称总胆固醇)和三酰甘油,其中胆固醇又主要以低密度脂蛋白(占总胆固醇的75%)和高密度脂蛋白(占总胆固醇的25%)的形式存在。

血脂和其他脂类一样,不溶于水,但由于其在血液中可与一种特殊的蛋白质(称作"载脂蛋白")结合在一起,形成易溶于水的复合物脂蛋白,这种复合物脂蛋白可以溶于血浆中,并能在血液中流动。近年来,国内、国际的专家学者对载脂蛋白的研究有很大进展,至今已发现载脂蛋白有8种:A,B,C,

D,E,F,G,H。其中载脂蛋白 A 是高密度脂蛋白的主要蛋白质,它参与胆固醇的逆运转;载脂蛋白 B 是低密度脂蛋白的主要蛋白质,它可作为低密度脂蛋白受体的一种标志,在胆固醇代谢中起主要作用。

血脂的形态

血脂与我们经常食用的动物脂肪和植物油不同,它们在血浆中以脂蛋白的形式存在。脂蛋白有两种成分,即脂类和蛋白质。

脂质难溶于水,若要经血流输送到体内各部位,就要像货物需用船载运那样,需要与蛋白质相结合。与脂质相结合的蛋白质叫载脂蛋白,而这种结合体被称为脂蛋白。载脂蛋白有数十种,它们不仅是脂质的载体,而且对脂质代谢和脂质功能的发挥等都有着不可替代的作用。

四类脂蛋白

不同的脂蛋白分子中蛋白质的含量、各种脂质成分所占的比例及分子的大小均不相同,具有不同的密度和电泳特性。脂蛋白主要分为乳糜微粒、极低密度脂蛋白、低密度脂蛋白和高密度脂蛋白 4 类。

(1)乳糜微粒(CM) 这种脂蛋白分子主要来源于食物脂肪,体积最大,密度最低,含外源性脂肪达 95%。乳糜微粒的成分 90% 是中性脂肪,因而电泳时位于原点不动。因为乳糜微粒在血液中代谢较快,所以它在动脉粥样硬化形成过程中是否起重要作用目前仍有争议。

(2)极低密度脂蛋白(VLDL) 这种脂蛋白是运输内源性三酰甘油的主要形式。其主要由肝脏合成,含内源性三酰甘油 60%,若食入大量脂肪或糖类,会增加极低密度脂蛋白的合成。

(3)低密度脂蛋白(LDL) LDL 是转运肝合成的内源性胆固醇的主要形式。其主要由极低密度脂蛋白代谢演变而成,含内源性胆固醇 50%,血中 60%~70% 的胆固醇是由低密度脂蛋白携带。它是导致动脉粥样硬化的元凶之一。

（4）高密度脂蛋白（HDL）　它有多种来源，除由肝脏、小肠合成外，乳糜微粒和极低密度脂蛋白分子在代谢过程中其表面物质可形成新的高密度脂蛋白颗粒。血中 20%～30% 的胆固醇由高密度脂蛋白运送，并主要是将外围组织的胆固醇带回肝脏代谢。高密度脂蛋白颗粒小，结构致密，能自由进出动脉壁，可以清除积存于血管壁内的胆固醇，且不向组织释放胆固醇，具有将组织中胆固醇转移出来的功能，所以它被认为是"好"胆固醇。

认识载脂蛋白

载脂蛋白位于脂蛋白表面，由氨基酸按一定顺序组合而成。各种脂蛋白因其所含的载脂蛋白的种类不同，而具有不同的功能和不同的代谢途径。现已发现的载脂蛋白有近 20 种之多。一般认为载脂蛋白至少有下列 5 个方面的功能：①与脂质的亲和作用，使脂质溶于水性递质中；②运输胆固醇和三酰甘油；③作为脂蛋白外壳的结构成分，它能将各种脂质成分（胆固醇、三酰甘油和磷脂）结合在一起形成一个整体，与脂蛋白外的生物信息相联系；④以配体的形式作为脂蛋白与特异性受体的连接物；⑤激活某些与血浆脂蛋白代谢有关的酶类，水解乳糜微粒和极低密度脂蛋白中的三酰甘油。

载脂蛋白是血浆脂蛋白中的蛋白质部分，它们以多种形式和不同的比例存在于各类脂蛋白中。载脂蛋白 A 主要存在于高密度脂蛋白中。载脂蛋白 A 不仅在结合和转运脂质及稳定脂蛋白的结构上发挥着重要作用，而且还调节脂蛋白代谢酶的活性，参与脂蛋白受体的识别，在脂蛋白代谢中发挥极为重要的作用。血清中载脂蛋白 A 的正常含量为 1.0～1.6 毫摩/升。如果载脂蛋白 A 的含量下降，则提示可能发生动脉粥样硬化。血清中载脂蛋白 B 的正常含量为 0.6～1.1 毫摩/升。载脂蛋白 B 主要存在于低密度脂蛋白和极低密度脂蛋白中。载脂蛋白 B 可促进脂蛋白与细胞膜表面受体间的结合，帮助低密度脂蛋白胆固醇进入动脉壁细胞形成动脉粥样硬化。因此，载脂蛋白 B 的含量增高提示可能出现动脉粥样硬化。

血脂代谢的过程

肝脏是脂质(脂质为脂肪和类脂的总称,包括三酰甘油、胆固醇、磷脂和游离脂肪酸)代谢的重要场所,脂类的吸收、转运、合成和分解均和肝脏的功能状态有密切关联。正常情况下,脂类的吸收必须依靠肝脏分泌出的胆汁酸来乳化。肠道吸收的脂肪酸进入肝脏并重新合成三酰甘油、胆固醇和磷脂,同时肝脏还合成负责运输脂肪的蛋白质(即载脂蛋白),两者结合成为脂蛋白转运入血液循环,以被其他组织利用或储存。而胆固醇、磷脂、三酰甘油又在肝脏内分解代谢为胆汁酸或氧化为二氧化碳和酮体。所以当肝脏代谢异常时,人体就不能正常调节脂类代谢,血脂、载脂蛋白和脂蛋白都极有可能发生一系列的变化。此时,如仍进食高脂食物,势必导致血脂浓度持续增高,脂类代谢异常,最终导致血脂异常。

胆固醇

胆固醇是一种白色的结晶,质地软。人的胆汁、神经组织、血液中含胆固醇较多。其在紫外线的作用下,能转变成维生素 D,是合成性激素的重要原料。

1. 总胆固醇　总胆固醇是指血清中各种脂蛋白所含的胆固醇,即结合胆固醇和游离胆固醇的总和。由于血清中的胆固醇基本上是以结合状态存在于脂蛋白中,所以它主要代表结合的胆固醇。由于它不能反映各种脂蛋白的多少,所以它也就不能确切地反映高密度脂蛋白胆固醇和低密度脂蛋白胆固醇的多少,因此也就不能单独作为判断动脉粥样硬化危险性大小的准确指标。

2. 胆固醇的来源

(1)膳食　众所周知,许多动物性食物中含有胆固醇,某些器官中的含量还相当高,如动物的大脑、肾脏、肝脏、肺脏等。一般每人每天从膳食中吸收 500~800 毫克的胆固醇即可。

（2）自身合成　人体除大脑外,大部分组织都有合成胆固醇的能力,首先是肝脏,占全身胆固醇合成总量的 70%~80%;其次是小肠,约占 10%;皮肤、肾上腺皮质、性腺等也是胆固醇合成的重要场所;脑合成胆固醇的能力很低。糖类、脂肪和蛋白质都是合成胆固醇的原料。人体每天可合成 1000~2000 毫克胆固醇,当摄入量高时,合成量就低,而摄入量低时,合成量就高。多余的胆固醇将转变成胆汁酸,随尿液和粪便排出体外。体内胆固醇主要是有机体内源合成的,每日产生 1~2 克,比普通膳食条件下食物中胆固醇的吸收量高。

由此可见,人体内胆固醇的来源分为外源性和内源性。外源性胆固醇来自富含胆固醇的食物;内源性胆固醇是由人体自身合成的,主要场所在肝脏。外源性和内源性胆固醇互相制约,当所进食物中胆固醇含量增高、肠道吸收增加时,血脂浓度即增高,肝脏合成受到抑制;反之,当胆固醇摄取减少时,肝脏合成加速,以维持血脂平衡。

人体消化吸收的胆固醇全部来自于动物性食物,如蛋黄、内脏、奶油等。植物性食品不含胆固醇,只含植物固醇如谷固醇和豆固醇,这些植物固醇不仅本身不被人体利用,还能抑制胆固醇的吸收。食物中的胆固醇 85%~90% 以游离形式存在,胆固醇酯仅占 10%~15%。胆固醇酯经胆汁盐的乳化后,被胰腺分泌的胆固醇酯酶水解为游离胆固醇。游离胆固醇进入小肠黏膜,在小肠黏膜细胞中,有 80%~90% 的胆固醇再与脂肪酸合成胆固醇酯,然后游离胆固醇以及胆固醇酯同三酰甘油、磷脂和载脂蛋白一起组成乳糜微粒,经淋巴进入血液循环。未被吸收的食物胆固醇在肠腔被细菌还原为粪固醇排出体外。胆固醇在肠道的吸收率不高,一般仅占食物中含量的 20%~30%。

3. 胆固醇的分布　胆固醇在大脑、脊髓、神经系统和肌肉中广泛存在。胆固醇在人体内的分布极不均匀,脑和神经组织中含量较高,其次为肾、脾、皮肤和肝。腺体组织的胆固醇含量一般比骨骼肌高。全身胆固醇总量（约 140 克）的 1/4 存在于脑和神经组织内,其中 20% 在大脑,33% 在神经系统,25% 在肌肉,余下的分布在内脏器官的血液中。每百克组织中约含胆固醇 2 克（2%）;肾、脾、皮肤和肝、小肠黏膜等内脏以及脂肪组织中胆固醇含量也比较高,达 0.2%~0.5%;肌肉组织中胆固醇含量较少,占 0.1%~0.2%;骨质中含量最少,仅占 0.01%。

4. 胆固醇的作用　胆固醇是组成细胞膜(特别是皮肤和肠道的细胞膜)、神经周围的髓鞘以及大脑皮质的成分,与人的智力发育、反应有密切关系。

胆固醇可生成胆汁酸,约 80% 的胆固醇在肝脏内变成胆汁酸(胆盐),它是促进脂肪消化吸收的重要物质。

胆固醇是体内某些物质合成不可缺少的媒体,是黄体酮、肾上腺皮质激素、睾酮、雌激素等激素和维生素 D 的化学前导物,它能赋予青少年第二性征。胆固醇可转化为肾上腺皮质激素,促进蛋白质分解代谢,调节钠、钾和水的代谢;转化为性激素,刺激生殖器官生长发育,调节生殖功能;转化为维生素 D,促进钙、磷吸收,有利于骨骼、牙齿的生长发育。

胆固醇可增强人体免疫功能,抵抗细菌、病毒的入侵,增强抵抗力。

5. 低密度胆固醇　低密度胆固醇实际上指的是低密度脂蛋白中的胆固醇,它可反映低密度脂蛋白的多少。低密度脂蛋白是由中间密度脂蛋白在肝脏内转化而来的,肝脏也可直接合成、分泌少量低密度胆固醇。它的主要功能是将胆固醇转运到肝外组织细胞,满足它们对胆固醇的需要。低密度脂蛋白是所有血清脂蛋白中首要的致动脉粥样硬化性脂蛋白。

6. 高密度胆固醇　高密度胆固醇实际指的是高密度脂蛋白中的胆固醇,它可反映血清中高密度脂蛋白的多少。高密度脂蛋白主要由肝脏和小肠合成,是脂蛋白中体积最小的一种。它的主要功能是将肝外组织中过多的胆固醇转运到肝脏代谢,以防胆固醇在这些组织中过多地聚集。现代研究证实,高密度胆固醇具有防止动脉粥样硬化、降低冠心病病死率的作用。

7. 影响胆固醇消化吸收的因素

(1)胆汁酸盐　作为乳化剂,胆汁酸盐有利于胆固醇的水解作用,促进胆固醇酯水解成游离的胆固醇,被小肠黏膜吸收进入血液循环。

(2)食物中的脂肪　食物中的脂肪能促进胆汁的分泌和肠黏膜细胞中乳糜微粒的合成,故能增加胆固醇的吸收。

(3)食物中的蛋白质　蛋白质的摄入量与胆汁的分泌有关,高蛋白质饮食可生成较多的胆汁,进而促进胆固醇的吸收。

(4)植物固醇　植物固醇的结构与胆固醇的结构相似,它不易被人体吸收,并且摄入过多还能抑制胆固醇的吸收。

（5）植物中的纤维素和果胶质　它们能与胆汁酸盐结合形成不易被吸收的物质从肠道排出,因而削弱了胆汁酸盐对胆固醇消化和吸收的促进作用。

8. 影响胆固醇体内合成的因素

（1）摄取热量物质的多少　由于胆固醇合成的基本原料是乙酰辅酶 A 及其他物质和热量,大部分来自于糖、氨基酸和脂肪酸等热量物质的分解代谢,所以高热量物质摄取越多合成的胆固醇就会越多。

（2）肾上腺素　能够促进合成胆固醇的酶的活性,从而使胆固醇的合成增加。

（3）甲状腺素的多少　甲状腺素对胆固醇的合成有两个方面的作用。一方面,甲状腺素能够促进合成胆固醇的酶的活性而使胆固醇的合成加强;另一方面,甲状腺素又能促进胆固醇转变成胆汁酸,且后一作用大于前一作用,因而甲状腺素对胆固醇的合成作用总的结果是使血清胆固醇的净合成量降低。因此,甲状腺功能亢进的患者,血清胆固醇含量较低;而甲状腺功能减退的患者,血清胆固醇含量较高且常伴有高胆固醇血症及动脉粥样硬化。

三酰甘油

糖类、蛋白质和脂肪三大营养素为人体的生命活动提供必要的热量。脂肪是一种重要的热量来源,摄入体内后被分解为甘油和脂肪酸,在十二指肠下部和空肠上部被吸收,在肝脏和肠黏膜合成三酰甘油。也就是说三酰甘油是由脂肪酸和甘油合成的一种有机物质。

三酰甘油通过血液循环广泛分布于人体各个组织器官及体液中,脂肪组织中储存的三酰甘油可占总量的 98% 以上。当机体需要热量时,三酰甘油分解为脂肪酸和甘油,脂肪酸经过氧化释放热量,有效地满足机体需要。

血清中三酰甘油主要存在于乳糜微粒和极低密度脂蛋白中。心肌梗死患者中最突出的血脂改变是极低密度脂蛋白水平升高,在相对较年轻的心肌梗死患者中这种改变更加常见,故认为高血清三酰甘油水平是心肌梗死发生的独立危险因素。原因是三酰甘油有直接的致动脉粥样硬化的作用,能够抑制纤维蛋白溶解系统,促进血栓的形成。

1.三酰甘油的来源   三酰甘油是由脂肪酸和甘油合成的一种物质,是脂肪的主要成分。膳食中的脂肪是血液中三酰甘油的主要来源之一。

脂肪的消化产物主要在十二指肠下部及空肠上部吸收。脂肪经胆汁酸盐乳化后即可被吸收,在肠黏膜细胞内脂肪酶的作用下,水解为脂肪酸和甘油。甘油一部分在肠黏膜内再次合成三酰甘油,一部分通过门静脉进入肝脏合成三酰甘油,再与载脂蛋白和胆固醇等结合成乳糜微粒,经淋巴进入血液循环。

2.三酰甘油的作用

(1)体内储存和提供热量   当人体摄入热量不能被及时利用或过多时,热量就转变为脂肪而储存起来。人体的各种活动都是以热量做动力,都在消耗热量。脂肪是产生热量最高的营养素,人体内每克脂肪产生的热量约为39.7千焦。人体在休息状态下,60%的热量来源于体内脂肪,而在运动或长时间饥饿时,体脂提供的热量更多。

(2)维持正常体温   人体皮肤下面有一层脂肪,可以阻止和抑制体温散发,起隔热保温作用,使体温达到正常和恒定。脂质对皮肤上皮细胞有保护作用,可以加速皮肤损伤的愈合。食物中的脂类还有一些特殊的营养学上的作用,如提供脂溶性维生素、增加饱腹感、改善食物的感官性状等。因此,人体需要脂肪,离不了脂质,那些"谈脂色变"的认识是不对的,在日常生活中一味地拒绝脂类,对人体是有害的。

胆固醇和三酰甘油的正常值

无冠心病的成年人,理想的血清总胆固醇水平要低于5.2毫摩/升。越来越多的证据表明HDL胆固醇降低会增加冠心病病发的危险性。低水平的高密度脂蛋白胆固醇(即低于0.9毫摩/升)被认为是冠心病的主要危险因素之一,而较高水平的高密度脂蛋白胆固醇可保护人群不患冠心病,即高密度脂蛋白胆固醇超过1.6毫摩/升为冠心病的负向危险因素。但无论血清总胆固醇水平高或低,只要高密度脂蛋白胆固醇水平降低,心血管疾病和脑血管疾病发生的危险性就会增加。

最近的研究表明,高三酰甘油血症与冠心病死亡或心血管事件(心绞痛、心肌梗死)直接相关,或者在伴有低高密度脂蛋白胆固醇水平时直接相关,或者在伴有低高密度脂蛋白胆固醇水平时使这一相关性加强。

高三酰甘油血症是脂蛋白代谢异常的一种表现,往往伴有高密度脂蛋白水平下降和小的致密的低密度脂蛋白水平升高。小的致密的低密度脂蛋白有更强的致动脉粥样硬化作用。此外,高三酰甘油血症时,往往还伴有高胰岛素血症、胰岛素抵抗和高凝状态。

我国正常人血脂水平比相应年龄、性别的欧美人低。理想的血清三酰甘油水平是0.34~1.7毫摩/升。血清三酰甘油水平高于1.7毫摩/升则为高三酰甘油血症水平。

高脂血症患者都有哪些症状

高脂血症通常是在测定患者血液中的胆固醇和三酰甘油时而被发现的。因此,单纯的高脂血症常常无明显的自觉症状和体征。若血脂增高时间较长,脂质在血管内皮沉积会引起动脉粥样硬化,产生冠心病和周围血管病变等病症。一些继发性和家族性高脂血症患者可出现黄色瘤、角膜弓和高脂血症眼底改变。

1.黄色瘤　黄色瘤是一种异常的局限性皮肤隆凸,其颜色可为黄色、橘黄色或棕红色,多呈结节、斑块或丘疹形状,质地一般柔软。其形成主要是由于真皮内集聚了吞噬脂质的巨噬细胞(泡沫细胞),又名黄色瘤细胞所致。根据黄色瘤的形态、发生部位,一般可分为下列6种。

(1)肌腱黄色瘤　肌腱黄色瘤是一种特殊类型的结节状黄色瘤,发生在肌腱部位,常见于跟腱、手或足背伸侧肌腱、膝部股直肌和肩三角肌腱等处,为圆形或卵圆形质硬皮下结节,与其上皮肤粘连,边界清楚。这种黄色瘤常是家族性高胆固醇血症的较为特征性的表现。

（2）掌皱纹黄色瘤　掌皱纹黄色瘤是一种发生在手掌部的线条状扁平黄色瘤,呈橘黄色轻度凸起,分布于手掌及手指间皱褶处。此种黄色瘤对诊断家族性异常β脂蛋白血症有一定的价值。

（3）结节性黄色瘤　结节性黄色瘤发展缓慢,好发于身体的伸侧,如肘、膝、指节伸处以及髋、踝、臀等部位,为圆形状结节,其大小不一,边界清楚。此种黄色瘤早期质地较柔软,后期由于纤维化,质地变硬,主要见于家族性异常β脂蛋白血症或家族性高胆固醇血症。

（4）结节疹性黄色瘤　结节疹性黄色瘤好发于肘部四肢伸侧和臀部,皮损在短期内成批出现,呈结节状有融合趋势,疹状黄色瘤常包绕着结节状黄色瘤。瘤的皮肤呈橘黄色,常伴有炎性基底。这种黄色瘤主要见于家族性异常β脂蛋白血症。

（5）疹性黄色瘤　疹性黄色瘤表现为针头或火柴头大小丘疹,呈橘黄或棕黄色并伴有炎性基底。有时口腔黏膜也可受累。该种瘤主要见于高三酰甘油血症。

（6）扁平黄色瘤　扁平黄色瘤见于睑周,又有睑黄色瘤之称,是较为常见的一种黄色瘤。该种瘤表现为眼睑周围处发生橘黄色略高出皮面的扁平丘疹状或片状瘤,边界清楚,质地柔软,泛发的可波及面、颈、躯干和肢体,为扁平淡黄色或棕黄色丘疹,几毫米至数厘米大小,边界清楚,表面平滑。此种黄色瘤常见于各种高脂血症,但也可见于血脂正常者。

上述不同形态的黄色瘤可见于不同类型的高脂血症,而在同一类型的高脂血症者身上又可出现多种形态的黄色瘤。经有效地降脂治疗,多数黄色瘤可逐渐消退。

2.角膜弓　角膜弓又称老年环,若见于40岁以下者,则多伴有高脂血症,以家族性高胆固醇血症为多见,但特异性并不很强。

3.高脂血症眼底　高脂血症眼底主要是由于富含三酰甘油的大颗粒脂蛋白沉积在眼底小动脉上引起光散射所致,常常是严重的高三酰甘油血症并伴有乳糜微粒血症的特征表现。

高脂血症的分类

 以临床表现分类

根据血清胆固醇和三酰甘油的检测结果,通常将高脂血症分为下列 4 种类型。

1. 高胆固醇血症　血清总胆固醇(TC)含量增高,即 TC>5.70 毫摩/升(220 毫克/分升);三酰甘油(TG)含量正常,即 TG<1.81 毫摩/升(160 毫克/分升)。

目前已知属遗传因素引起血浆胆固醇水平升高的家族性血脂异常的有家族性高胆固醇血症、家族性载脂蛋白 B_{100} 缺陷症、多基因家族性高胆固醇血症、家族性混合型高脂血症、家族性异常 β 脂蛋白血症以及家族性脂蛋白(a)过多症。改善饮食结构,控制体重,增加体育锻炼是治疗高胆固醇血症最基本的措施。

2. 高三酰甘油血症　血清三酰甘油(TG)含量增高,即 TG>1.81 毫摩/升(160 毫克/分升);总胆固醇(TC)含量正常,即 TC<5.70 毫摩/升(220 毫克/分升)。

高三酰甘油血症大多是继发于其他疾病,如酒精过量、慢性糖尿病、肾炎、糖原储积病和药物(如雌激素、口服避孕药、维生素 A、噻嗪类、可的松)等。

家族性高三酰甘油血症(FHTG)是一种常染色体显性遗传性疾病。在一般人群中,估计该症的患病率为 1/300 ~ 1/400。血浆中三酰甘油水平通常为 3.4 ~ 9.0 毫摩/升(300 ~ 800 毫克/分升)。极低密度脂蛋白(VLDL)中的载脂蛋白含量正常,其中胆固醇与三酰甘油的比例低于 0.25。FHTG 患者的另一个特征是,血浆低密度脂蛋白-胆固醇(LDL-C)和高密度脂蛋白-胆固醇(HDL-C)水平低于一般人群的平均值。

3. 混合型高脂血症　血清总胆固醇(TC)和三酰甘油(TG)含量均增高,即 TC>5.70 毫摩/升(220 毫克/分升)、TG>4.5 毫摩/升(160 毫克/分升)。

混合型高脂血症是动脉粥样硬化的主要发病因素。常因侵犯重要器官而引起严重后果,如冠心病、糖尿病、脑血管意外、顽固性高血压及肾病综合征、胰腺炎、结石症、脂肪肝等。动脉硬化的发生和发展,与血脂过高有着密切的关系。

4.低高密度脂蛋白血症   即血清高密度脂蛋白胆固醇(HDLc)含量降低,即 HDLc<0.91 毫摩/升(35 毫克/分升)。

流行病学研究显示,低水平的高密度脂蛋白(HDL)与冠心病(CAD)发病率的上升有关,此病常由基因因素所致。此外,肥胖、吸烟、糖尿病、尿毒症和肾病综合征及一些药物(噻嗪利尿药、β 受体阻滞剂、雄激素、大多数促孕药物如丙丁醇)等因素都会引起高密度脂蛋白水平的下降。

按病因分型

1.原发性高脂血症   原发性高脂血症是指原因不明,或已发现是由于基因变异所引起的高蛋白血症,多与家族基因有关。

(1)单基因变异性原发性高脂蛋白血症

1)家族性脂蛋白脂酶缺乏症   这是一种罕见的常染色体显性疾患,由脂蛋白脂酶缺陷或活性显著降低导致乳糜微粒代谢阻断所致,该成分在血中堆积达很高水平。一般于婴儿或儿童期即发病,可有反复性腹痛(由于血中乳糜微粒大量堆积而致胰腺炎),还常伴有疹状黄瘤,多见于臀部等受压区。三酰甘油沉积于网状内皮系统,引起肝、脾肿大。血清三酰甘油极高,甚至达23 毫摩/升。

2)家族性Ⅲ型高脂蛋白血症   家族性Ⅲ型高脂蛋白血症也称家族性脂蛋白失调症。$ApoF\ 2$ 等位基因欠缺介导乳糜微粒残核和中间密度脂蛋白(IDL)与肝脏受体结合的能力,结果导致这些颗粒堆聚在血中,三酰甘油和胆固醇均明显增加,约 80% 有症状的患者存在手掌结节状黄瘤,可表现为Ⅲ、Ⅱ$_a$、Ⅱ$_b$ 或Ⅳ型高脂蛋白血症,脂蛋白电泳发现宽 β 带。

3)家族性高胆固醇血症   家族性高胆固醇血症为一种常见的常染色体显性疾患,其低密度脂蛋白受体基因具有原发性缺陷。纯合子型患者的低密度脂蛋白受体具有两个变异等位基因,不能或几乎不能摄取低密度脂蛋白;杂合子型为一个正常和一个变异的等位基因,因而它的细胞只能摄取约 1/2 正常率的低密度脂蛋白。低密度脂蛋白受体活性的降低,致使低密度脂蛋白分解代谢受阻,血清低密度脂蛋白增高,结果也使清道夫细胞摄取低密度脂蛋白增加,使其堆聚于机体各处,产生黄色瘤和早发进展迅速的动脉粥样硬化。

4)家族性高三酰甘油血症 家族性高三酰甘油血症为常见的常染色体显性疾患。变异基因的性质和产生高三酰甘油血症的机理尚未确定。血中极低密度脂蛋白浓度增高,引起高三酰甘油血症。三酰甘油增高一般为中等度,2~6毫摩/升,表现为Ⅳ型或Ⅴ型。患者常伴肥胖、糖尿病、高血压、高尿酸血症。常有早发的动脉粥样硬化,第一代亲属中半数有高三酰甘油血症。

5)多脂蛋白型高脂血症 多脂蛋白型高脂血症较常见,儿童期不出现,青春期后出现血脂异常,可表现为高胆固醇血症(Ⅱₐ型)、高三酰甘油血症(Ⅴ型)或两者均增高(Ⅱᵦ型)。当合并糖尿病、甲状腺功能低下或酗酒时,可加重高脂血症。

(2)原因未明的原发性高脂蛋白血症

1)多基因高胆固醇血症 平均每20例高胆固醇血症中,1例为杂合子型家族性高胆固醇血症,2例为多脂蛋白型高脂血症,其余17例为多基因高胆固醇血症,后者并非由单基因变异而是由多种遗传和环境因子相互作用所致。

2)散发性高三酰甘油血症 内源性高三酰甘油血症者可伴有或不伴有高乳糜微粒血症,其亲属无高脂血症。

3)家族性高 α 脂蛋白血症 其特点为血清高密度胆固醇增高,低密度脂蛋白、极低密度脂蛋白和三酰甘油正常。总胆固醇可轻度增高。有些家族为常染色体显性遗传。一般无异常临床表现,较长寿且不易发生心肌梗死。

2.继发性高脂血症 继发性高脂血症是指由于某些全身性疾病或药物所引起的血浆胆固醇、三酰甘油水平升高,伴有血浆高密度脂蛋白胆固醇浓度降低的一类高脂血症。

已知有许多病症均可引起血浆脂蛋白紊乱,而临床上较为常见的是糖尿病、痛风、甲状腺疾病和肾脏疾病。所以,对于每一例高脂血症患者,都应当测定空腹血糖、甲状腺功能和肾功能,以排除这3类疾病。此外,还有许多药物也可影响血清脂蛋白代谢。

(1)糖尿病高脂血症 糖尿病尤其是2型糖尿病患者常伴有高脂血症。在血糖控制良好的患者中,极低密度脂蛋白胆固醇和低密度脂蛋白胆固醇处于正常或偏低水平,高密度脂蛋白胆固醇可处于较高水平。而血糖控制不佳的患者则由于胰岛素的缺乏,不仅促使肝脏生成极低密度脂蛋白增加,而且脂蛋白脂酶活性降低,导致极低密度脂蛋白清除减少,因而常出现高三酰甘油血症和高胆固醇血症。

(2)甲状腺功能减退 当血清中甲状腺激素含量不足时,肝脏中胆固醇合成增加。甲状腺功能低退时,肝细胞膜上的低密度脂蛋白受体活性降低,可造成体内低密度脂蛋白依赖受体的降解途径受损,因而引起血清低密度胆固醇水平升高。也有研究表明,在甲状腺功能减退时,体内低密度脂蛋白生成速率增加,这也可造成血清低密度胆固醇水平升高。

(3)肾病综合征 脂质代谢紊乱是肾病综合征的一个重要特点。在肾病综合征时,高脂血症的发生率在70%以上。多数研究者发现,肾病综合征患者血清三酰甘油、总胆固醇、极低密度胆固醇和低密度胆固醇水平均可升高;而高密度胆固醇可以升高、正常或下降。肾病综合征时的高脂血症由脂蛋白降解障碍和合成过多双重机制引起。当尿蛋白量少时,以降解障碍为主;当尿蛋白量超过每天10克时,则脂蛋白合成增多成为主要机制。

(4)慢性肾衰竭 高三酰甘油血症在慢性肾衰竭患者中很常见,主要是由于血清极低密度脂蛋白和中间密度脂蛋白颗粒增加。尽管血清总胆固醇水平多属正常,但高密度脂蛋白胆固醇水平总是降低。这种血清脂蛋白代谢紊乱不仅发生在慢性肾衰竭的终末期,而且在肾小球滤过率降至正常的50%时已经出现。慢性肾衰竭患者的血脂代谢紊乱主要表现为Ⅳ型高脂蛋白血症。

(5)急性肾衰竭 有关急性肾衰竭时血清脂质代谢紊乱的研究报道虽不多见,但有临床研究表明,急性肾衰竭患者多在4天内出现血清脂蛋白谱异常,且不受残余肾功能、尿量及病程长短影响。其基本的血清脂质代谢紊乱特点与慢性肾衰竭时相似,即表现为Ⅳ型高脂蛋白血症。这类患者的血清三酰甘油水平升高,总胆固醇水平并不升高甚至降低,而高密度脂蛋白胆固醇水平则降低。

(6)药物性高脂血症　许多研究都提示,部分抗高血压药可影响血浆脂蛋白的代谢。有人对已报道的有关抗高血压药物对血脂影响的研究进行分析,结果显示,主要是利尿剂可引起血清胆固醇和(或)三酰甘油水平升高。利尿剂对血清胆固醇的升高作用与其剂量相关,随着利尿剂的剂量增加,血清胆固醇升高的程度增大,血清高密度脂蛋白胆固醇浓度亦随之增加,但升高的程度与基础的高密度脂蛋白胆固醇水平有关。利尿剂升高高密度脂蛋白胆固醇的作用于男性较女性明显。利尿剂对血清三酰甘油水平的影响也是在男性身上较为明显,但仅见于短期服用者。利尿剂对血清低密度脂蛋白胆固醇水平的影响一般较轻微,主要是对患有糖尿病者,可使其血清低密度脂蛋白胆固醇水平降低。在各种利尿剂中,以噻嗪类升高胆固醇的作用最为明显。

另外,其他一些药物长期使用也会对血脂代谢产生不良影响,如避孕药、胺碘酮等可使血清总胆固醇升高;糖皮质激素与促肾上腺皮质激素、苯妥英钠、氯丙嗪等可使血清胆固醇和三酰甘油水平升高。

按表型分类

1967 年,弗里德里希等人根据各种血浆脂蛋白升高的程度不同将高脂蛋白血症分为五型(Ⅰ,Ⅱ,Ⅲ,Ⅳ,Ⅴ型)。1970 年,世界卫生组织(WHO)对这种高脂蛋白血症分型法进行了修改,将其中的Ⅱ型又分为两型,即Ⅱ$_a$型和Ⅱ$_b$型。这就是世界卫生组织(WHO)提出的高脂血症分类标准。以下是各型高脂蛋白血症的临床表现及诊断依据。

1.Ⅰ型高脂蛋白血症　Ⅰ型高脂蛋白血症,即高乳糜微粒血症。空腹时血清中存在乳糜微粒,其他脂蛋白基本正常,偶伴前 β 脂蛋白含量轻度增高。

各种高脂蛋白血症中,Ⅰ型是极其罕见的。到目前为止,全世界发现的这种病例尚不足 1 000 例,且绝大部分属于遗传性,偶可继发于重度未能得到控制的糖尿病患者。本病主要是脂蛋白脂肪酶先天性缺陷,食物来源的三酰甘油不能充分水解,造成大量乳糜微粒堆积于血液之中。

这种病常发生在儿童时期,且多在 10 岁以内即被发现,其主要的临床表现是,在后背和臀部可见皮疹样的黄色瘤;肝脾肿大,其大小随三酰甘油含量高低而改变;反复腹痛,常伴急性胰腺炎发作;眼底检查可发现脂血症性视网膜。

Ⅰ 型高脂蛋白血症的诊断依据主要有以下几点。

电泳:乳糜微粒明显增多。

超速离心:乳糜微粒明显增多,极低密度脂蛋白可增加,与前者分离不完全。

血脂定量:三酰甘油显著增多,胆固醇常正常或轻度增高;胆固醇/三酰甘油<0.1~0.2,三酰甘油/胆固醇则>8。

血清外观:将血清置于 4 ℃ 冰箱中过夜,上层即出现"奶油"样盖,而下层仍然澄清。

辅助检查:脂蛋白脂肪酶活性降低,脂肪耐量实验显著异常。

2. Ⅱ型高脂蛋白血症　Ⅱ型高脂蛋白血症即高 β 脂蛋白血症。血清 β 脂蛋白含量增高。其中又分为两类:Ⅱ$_a$ 型仅见血清 β 脂蛋白含量增高,而前 β 脂蛋白含量正常;Ⅱ$_b$ 型则伴有前 β 脂蛋白含量增高。Ⅱ型高脂蛋白血症又称为家族性高胆固醇血症,在临床上比较多见,少数是由于家族性遗传所致,但更多的还是由于其他原因,包括饮食不当所引起。因此,相当多的患者临床表现并不典型。

其主要临床表现为:黄色瘤,可发生于眼睑部,表现为眼周围的一种黄色斑,称为眼睑黄色瘤;也可发生于肌腱,例如在肘、足跟肌腱处呈丘状隆起,称为肌腱黄色瘤。此外,还可见皮下结节状黄色瘤,好发于皮肤易受压迫处,如膝、肘关节的伸侧和臂部,有时也见于手指和手掌的皱折处。早发动脉粥样硬化,约 60% 以上的病例在 40 岁以前即有心绞痛等动脉粥样硬化的表现。常于 40 岁以前,眼角膜上即可出现典型的老年环,形如鸽子的眼睛。

（1）Ⅱₐ型高脂蛋白血症的诊断依据

电泳：β脂蛋白明显增多，前β脂蛋白正常。

超速离心：低密度脂蛋白明显增多，极低密度脂蛋白正常。

血脂定量：胆固醇增多，三酰甘油正常；胆固醇/三酰甘油>1.5，三酰甘油/胆固醇<1。

血清外观：不分层，完全澄清。

（2）Ⅱᵦ型高脂蛋白血症的诊断依据

电泳：β脂蛋白明显增多，前β脂蛋白也增加。

超速离心：低密度脂蛋白明显增多，极低密度脂蛋白也增多。

血脂定量：胆固醇增加，三酰甘油也增加；胆固醇/三酰甘油不定，一般三酰甘油/胆固醇<2。

血清外观：不分层，样品澄清，也可出现轻度混浊。

3. Ⅲ型高脂蛋白血症　Ⅲ型高脂蛋白血症即"阔β"带型高脂蛋白血症。血清中出现一种异常的脂蛋白，电泳时表现为"阔β"带。该病症又称为家族性异常β脂蛋白血症，比较少见。临床表现主要有：扁平状黄色瘤（为橙黄色的脂质沉着），常于30～40岁时出现，发生于手掌部；结节性疹状黄色瘤和肌腱黄色瘤；早发动脉粥样硬化和周围血管病变；常伴肥胖和血尿酸增高。

（3）Ⅲ型高脂蛋白血症诊断依据

电泳：出现"阔β"带。

超速离心：低密度脂蛋白中某些成分显著减少，而某些成分不相称地增加。

血脂定量：胆固醇与三酰甘油均增加，且程度相近；胆固醇/三酰甘油接近1，三酰甘油/胆固醇为1～2。

血清外观：样品均匀混浊。

辅助检查：糖耐量实验约有90%异常，血中尿酸可增加。

4. Ⅳ型高脂蛋白血症　Ⅳ型高脂蛋白血症即高前β脂蛋白血症，主要是血清中前β脂蛋白含量增高。此型临床上非常多见，常于20岁以后发病，可为家族性，但更多的还是属于后天因素所引起。典型家族性患者可有以下主要临床表现：肌腱黄色瘤、皮下结节状黄色瘤、皮疹状黄色瘤及眼睑黄斑瘤；视网膜脂血症；进展迅速的动脉粥样硬化，可伴胰腺炎、血尿酸增高和糖耐量异常,但非家族性者临床表现并不典型。

Ⅳ型高脂蛋白血症诊断依据

电泳:前β脂蛋白明显增多,β脂蛋白正常。

超速离心:极低密度脂蛋白增加,低密度脂蛋白不增加。

血脂定量:三酰甘油明显增多,胆固醇正常。

血清外观:多数呈均匀混浊,有时也可澄清。

辅助检查:糖耐量实验常异常,血中尿酸常增多。

5.Ⅴ型高脂蛋白血症　Ⅴ型高脂蛋白血症即高前β脂蛋白血症和乳糜微粒血症。空腹时血清出现乳糜微粒,且前β脂蛋白含量增高。本型是Ⅰ型和Ⅳ型的混合型,可同时兼有两型的特征,最常继发于急性代谢紊乱,如糖尿病酸中毒、胰腺炎和肾病综合征等,但也有家族遗传。本病的临床表现常变化多端、患者常于20岁以前发病,可见肝脾肿大、腹痛伴胰腺炎发作,饮食脂肪和糖类耐受不良,常具有异常糖耐量和高尿酸血症。

Ⅴ型高脂蛋白血症诊断依据主要有以下几点。

电泳:乳糜微粒明显增多,前β脂蛋白也增多。

超速离心:乳糜微粒和极低密度蛋白都增加。

血脂定量:三酰甘油明显增多,胆固醇常增加,但也可正常;胆固醇/三酰甘油通常为0.15~0.6,三酰甘油/胆固醇>5。

血清外观:上层"奶油"样盖,下层混浊。

辅助检查:糖耐量常异常,血尿酸常增多。

高脂血症的检查

 主要检查项目简介

1.放置4℃过夜的血清外观　当血清中富含甘油三脂(TG)的CM或VLDL含量增多时,由于它们颗粒直径较大,折光性强,在光线照射下血清呈均匀混浊;当血清上部出现"奶油层"时,说明比重较轻的CM含量多,乃其上浮至表面所致。若血清中的CM和CLDL含量正常,则血清是澄清的。

2. 测定血清 TC 和 TG 浓度　有条件者可同时测定血清 HDL-C 及其亚型、LDL-C、载脂蛋白等，其中血清 LDL-C 也可用 Friedewald 公式计算。

根据以上检测可将高脂蛋白血症简单分型，只有 II_b 和 III 型尚无法鉴别。

3. 脂蛋白电泳　将血清放入琼脂糖电泳板通电，当血清中某些脂蛋白含量增多时，电泳板上相应区带就深染，其他区带浅染或不染。

4. 注射肝素后激活 LPL 活性　若注射肝素后使 LPL 活性增强，则血清中含 CM 的"奶油层"消失，否则说明 LPL 活性缺乏或减低。

5. 其他检查　当血清 TG 升高伴肥胖者多有体内胰岛素抵抗和高胰岛素血症，应做葡萄糖耐量试验，排除糖尿病。此外，应常规测定血清尿酸含量，以排除高尿酸血症。

血脂化验注意事项

抽血前 12 小时内不能进食，3 天内不能饮酒。这样可以避免食物中脂肪和酒精等对三酰甘油一过性升高的影响，但饮少量水是允许的。

如果进食脂类食物，则血液可出现乳糜微粒，同时三酰甘油含量也可显著增高。这是由于血液中脂蛋白脂酶还来不及对脂类彻底水解。此时抽取的血液相当混浊，测定血清三酰甘油浓度可为空腹时的数倍乃至数十倍，这种现象可持续 6~8 小时。除乳糜微粒和三酰甘油含量增高外，其他脂质和脂蛋白成分也有变化，一直到 12 小时以后才慢慢地恢复到原来空腹时的基础水平。虽然进食碳水化合物食物，如米饭、馒头、糕点等，也可引起脂质和脂蛋白含量的变化，但是变化的程度不像脂肪那么明显。所以，要使血脂检查比较准确，一定要做到抽血检查时保持空腹 12 小时以上。

抽血宜取坐位。因为一个人躺卧 5 分钟，胆固醇开始下降，20 分钟后可降低 10%~15%，如果从站姿到坐姿 20 分钟，约降低 6%。故要求坐 5~10 分钟后抽血，且每次抽血姿势一致，这对结果影响最小。还要注意压脉带结扎时间不要超过 1 分钟。抽血一般都在手臂肘前静脉上端结扎压脉带。结扎超过 2 分钟，血脂升高 2%~5%；超过 5 分钟，胆固醇升高 5%~15%。

　　注意药物的干扰,如冠心平等药物可使胆固醇和三酰甘油降低,维生素A和维生素D使胆固醇升高,硝酸甘油和甘露醇可使三酰甘油升高。因此,在抽血前两三天内,不宜服用这些药。

　　如果发现血脂异常,还需要进行复查。两次化验的结果允许有波动。因为1~2周内人体的胆固醇水平可以有10%左右的变异。而对实验室检查来说,两次检查的变异允许在3%以内。

第3章

西医防治高脂血症的方法

常见西医治疗对策

高脂血症分级治疗原则

由于高脂血症的最大危害因素在于引起动脉粥样硬化和冠心病,所以在治疗高脂血症时,一般参考对冠心病的影响程度。若患者是临床上未发现冠心病或其他部位动脉粥样硬化性疾病者,属于一级预防;对象为已发生冠心病或其他部位动脉粥样硬化性疾病者属于二级预防。

一级预防的药物治疗措施,适用于不能进行饮食及非调脂药治疗或治疗后疗效不满意的对象,以 TC 与 LDLc 水平为判断基础。

无冠心病危险因子者:TC>6.24 毫摩/升(240 毫克/分升)。

有冠心病危险因子者:TC>5.7 毫摩/升(220 毫克/分升)。

二级预防的药物治疗措施,适用于已发生冠心病或其他部位动脉粥样硬化性疾病者:TC>5.20 毫摩/升(200 毫克/分升)。

常见药物治疗原则和对症用药

1.药物治疗原则

(1)应减少多种降脂药物联合应用 如胆固醇和三酰甘油均升高的患者,用药时应看以哪项升高为主。以胆固醇升高为主,就选用以降胆固醇为主的药物,如他汀类,这类药物除降低胆固醇外,也可中度降低三酰甘油。

特别难治而又严重的高脂血症患者,应在医生指导下用药。

(2)注意药物合用时的不良反应　如他汀类药物和贝特类药物(利平脂等)均对肝脏有影响,可使氨基转移酶升高。如两者同时服用,可使肝脏损害加重,同时还会增加发生肌病(横纹肌溶解)的危险性。所以应尽量避免不良反应相加的药物联合应用。

2.怎样对症用药　在临床进行治疗时,一般不过多强调高脂血症的病因与类别,而是按高脂血症简易分型中所分的不同类型进行选药。

(1)高胆固醇患者　可根据患者血清胆固醇水平,选用不同的降胆固醇药物。轻、中度高胆固醇血症,可选用小剂量他汀类药物,包括血脂康,也可试用弹性酶、泛硫乙胺、烟酸、非诺贝特及吉非贝齐。严重的或难治的高胆固醇血症,如杂合子家族性高胆固醇血症及继发于肾病综合征的严重的高胆固醇血症,应选胆酸螯合剂、他汀类药物(包括血脂康)或这两类药联用;非继发于糖尿病者,也可用血脂康、烟酸,或烟酸与胆酸螯合剂联用。纯合子家族性高胆固醇血症患者,可首选普罗布考。

(2)高三酰甘油患者　可根据血清三酰甘油水平,选服非诺贝特、吉非贝齐、益多酯、阿昔莫司、苯扎贝特、烟酸或海鱼油制剂;继发于糖尿病的患者,可选阿昔莫司、非诺贝特及苯扎贝特。伴有血凝倾向增高、不稳定心绞痛及曾进行冠状动脉支架植入术的高三酰甘油血症患者,可选择非诺贝特及苯扎贝特等同时具有能减低血中纤维蛋白原含量及能增强机体抗凝血作用的药物。

(3)混合型高脂血症患者　可选一些对胆固醇与三酰甘油都有作用的药剂,并应针对不同的病情,选用与之相应的药物。如以三酰甘油增高为主者,可按其增高的程度,轻者选用烟酸类药,重者选用他汀类药;如以胆固醇增高为主者,则可选非诺贝特、吉非贝齐、益多酯和苯扎贝特等贝特类药物,也可选用血脂康、烟酸及阿昔莫司等制剂。继发于糖尿病的混合型高脂血症患者,一般以血清三酰甘油水平升高为多见,可选兼有降低空腹血糖水平的阿昔莫司和苯扎贝特等药物。难治的严重高胆固醇血症以胆固醇多为主的混合型高脂血症患者,可将胆酸螯合剂与烟酸,或胆酸螯合剂与他汀类药物,包括血脂康等药联用。

西医治疗进程监测

饮食与非调脂药物治疗 3~6 个月后复查血脂水平,如能达到要求则继续治疗,但仍需每 6 个月至 1 年复查一次,如持续达到要求,每年复查 1 次。药物治疗开始 6 周后复查,如能达到要求,逐步改为每 6~12 个月复查 1 次,如开始治疗 3~6 个月复查血脂仍未达到要求,则调整剂量或药物种类,3~6 个月后复查,达到要求后延长为每 6~12 个月复查 1 次,未达到要求则考虑再调整用药或联合用药种类。在药物治疗时,必须监测不良反应,包括肝、肾功能、血常规及必要时测定肌酶。

高脂血症在老年人中发生冠心病事件的可能性仍存在,成年人中的防治原则可用于老年人,但药物使用应注意剂量及不良反应,降脂不宜过剧过急。

绝经期之前妇女除非有严重危险因素,一般冠心病发病率低,可用非药物方法防治。有严重危险因素及高脂血症者,方考虑药物防治。绝经期后妇女高脂血症发生机会增多,冠心病危险性也增高,故应积极治疗。除上述药物外,雌激素替代疗法对降低血脂亦有效。

降脂药物的选择方法

对高脂血症经过严格饮食控制 3~6 个月后,血脂水平仍明显增高者,特别是中老年人和有其他危险因素(如糖尿病、高血压和有心血管疾病家族史等)者,必须接受药物治疗时,需经专科医生诊治后使用降脂药。一般根据个人的年龄、性别、血压、血糖、生活习惯、各种慢性疾病、血脂类型、药物特点、遗传因素等所有的个体情况而制定。

还要根据经济能力选择用药。患者的经济条件不同,可以有选择地制订用药方案。一般来说,经济条件好的患者,对进口药、新药,都可以接受。这类药临床应用实践的时间比较长,科研开发相对国产药要好,质量也较可靠,在血脂异常早期就可以使用,并可与各种有降脂作用的保健品同时配合

/>

使用。对于经济承受能力一般的患者,要考虑怎样用药更有效益,以预防、解决比较严重的并发症为目的。国产的降脂药,也同样可以达到降脂目的,并且经济实惠。

血浆净化法治疗高脂血症

高脂血症血浆净化疗法也被称为血浆分离法,指移去含有高浓度脂蛋白的血浆,也称血浆清除法。目前较为成熟的血浆净化疗法有以下几种。

1. 滤过法

(1)常规双重滤过 膜滤过法技术中的关键部件是分离器,其膜是用高分子化合物制成的空心纤维型或平板型模式滤器,具有性质稳定,生物相容性好,渗透性高的特点。其中有两个孔径不同的滤过器,一为血浆分离器,起到血浆分离的作用;二为血浆滤过器,分离出来的血浆经滤过器后,可将病原性大分子诸如抗体、免疫复合物、LDLc 等截留而弃去。仪器将滤过并净化后的血浆与血细胞一并回输体内。该法每次分离血浆 3~4 升,但仅丢弃500~600 毫升血浆,大部分回输体内,同时补入等量的置换液。该方法的优点是不用额外补充血浆。

(2)加热双重滤过 在双重滤过中,第一个膜滤过后的血浆加温至39℃(代密度脂蛋白胆固醇)再通过第二个滤过器。在节约(少去除或不去除)白蛋白、抗凝酶Ⅲ和 HDLc 方面,热滤过似较常规双重滤过效果更好,在相同的时间范围内可处理加倍的血浆。一次热滤过后,能使 LDLc/HDLc 值明显降低,并能维持效果 2 周以上。

2. 灌流法

(1)活性炭血灌流 这种方法不需将血浆分离,而是使血液与吸附柱中的吸附剂直接接触而将某些成分去除,活性炭为广谱吸附剂,费用较为低廉。灌流后,大多数患者的 LDLc,VLDLc 和 TG 均有明显降低(以 TG 下降为著)。但也有少数患者应用此法无效。

(2)珠形琼脂糖血灌流 该方法的原理同活性炭血灌流,只是所用的吸附剂改为另一种复合物。即首先将表氯醇与琼脂糖交联,然后再加上肝素和(或)乙醇胺制备出珠形琼脂糖,以此作为吸附剂。该吸附剂较之活性炭在去除 LDLc 方面更具有高度选择性。

3. 吸附法　该法是将血液从肘静脉以每分钟 50 毫升的速度抽出,经离心(血细胞分离器)将血浆与细胞分离,血细胞成分立即回输给患者体内,血浆则输入另一含有吸附剂的柱子内。此法的优点是因血细胞不接触吸附剂而避免了被破坏。常用的吸附剂有以下几种。

(1)肝素-琼脂糖吸附　肝素在有钙离子(氯化钙)的条件下结合于珠形琼脂糖,可有效地吸附血浆中的 LDLc。吸附柱清洗后可反复应用 30～40 次。此种吸附剂的缺点是,由于固化的肝素与多种血浆蛋白均有高度亲和力,如抗凝血酶Ⅲ,凝血因子Ⅷ,Ⅸ,Ⅺ,Ⅻ,补体系统,脂蛋白脂酶和肝脂酶等,因而造成这些成分被吸附除去。

(2)工业用硅酸盐吸附　可吸附胆固醇,吸附后,血浆胆固醇水平可下降40%左右。

(3)硫酸右旋糖酐纤维素吸附　该法疗效好,不良反应少,不需补充血浆,其吸附柱可反复清洗多次使用,在临床上应用较多。

(4)免疫吸附法　此法特异性高,不良反应很少,不需补充血浆,所以耗资也少,但需每间隔 7～14 天进行一次,且需终身治疗。

4. 肝素沉淀法　肝素沉淀法是在抽血的同时,血液经纤维过滤器后,血细胞成分立即输回到患者体内。对于严重的高胆固醇血症患者,应用降脂药治疗其效果不理想时,可用此法。

❀ 高脂血症的基因疗法

基因治疗是指利用特定的重组 DNA,在基因水平对疾病进行治疗的一类方法,比较适合治疗遗传性疾病。基因治疗的关键是进行基因转移,必须将外源性基因准确导入靶细胞,并在其中安全、忠实、长效地发挥作用。

体内基因疗法是指直接将脂蛋白受体基因输入患者肝脏,使肝脏能表达出所需要的功能蛋白质即 LDLc 受体。这种体内基因治疗方法又称直接法,是一种很有希望的基因治疗方法。此方法已被证明能在体内将外源性基因转移至肝细胞并在其中表达,通过部分肝切除刺激肝细胞增殖还可使外源基因在体内持续表达。

常见西医药物治疗

常见的他汀类药物

他汀类药是一类新型的调节血脂药。此类药物抑制肝脏胆固醇的合成,主要是降低胆固醇和低密度脂蛋白,同时又有降低三酰甘油和升高高密度脂蛋白的作用。他汀类药物现有制剂有洛伐他汀、辛伐他汀、普伐他汀、阿托伐他汀等。他汀类药物可使血总胆固醇降低25%~35%,低密度脂蛋白减少30%~40%,但对降低三酰甘油和升高高密度脂蛋白的疗效略差,所以主要用于高胆固醇血症的防治。

他汀类药物不仅能有效降低胆固醇和低密度脂蛋白水平,显著降低与血脂有关的冠状动脉粥样硬化的发病率和病死率,而且还有抗氧化、抗炎、抑制细胞增殖、免疫抑制、调节血管内皮细胞的舒缩功能和抑制血小板聚集等作用,这已成为冠心病预防和治疗领域的一个热点。

另外,他汀类药物在调节血脂的同时,可促进骨合成代谢,增加新骨形成和骨密度,降低骨质疏松患者发生骨折的危险,防止应用皮质激素引起骨坏死,对血脂异常伴骨质疏松或伴自身免疫性疾病,需用皮质激素类药物治疗的中老年患者,无疑是一类极具优势的药物,可获得一举两得的用药效果。以下是几种常见的他汀类药物。

1. 洛伐他汀 又名美降脂、美降之、乐瓦停、洛之达、洛特和罗华宁。

【临床应用】

本品可降低总胆固醇及低密度脂蛋白胆固醇,升高高密度脂蛋白胆固醇,从而降低总胆固醇/高密度脂蛋白胆固醇及低密度脂蛋白胆固醇/高密度脂蛋白胆固醇的比值,故适用于 II_a、II_b 和 III 型高脂血症。

【用法】

常用量一般为20毫克,口服,每晚1片。此后,视疗效情况可作增减。

通常疗效与剂量有关,20 毫克,2 次/天可降低低密度脂蛋白胆固醇 25%~30%;40 毫克,2 次/天则可降低 35%~40%。

【不良反应】

不良反应小,可能有胃肠胀气、腹泻、恶心、消化不良、食欲不振、疲乏、头晕、皮疹、肌痛、阻塞性黄疸、视物模糊、晶状体浑浊、皮疹等,或有一过性丙氨酸氨基转移酶及肌酸激酶升高。

【注意事项】

不宜与免疫抑制剂(如环孢霉素)、烟酸类降脂药及红霉素同服,以免引起横纹肌溶解症。可与胆酸隔置剂同服,这样可使低密度脂蛋白降低 50%~60%。因为两药联合使用将抑制低密度脂蛋白的合成,又增加了低密度脂蛋白的清除,疗效增加,所以用药剂量可比单用时减少。纯合子高胆固醇血症患者不宜用,肾功能不全者禁用。动物试验发现大剂量使用该药有致畸作用,可引起骨骼异常。虽该药在人类中未发现致畸案例,但妊娠期妇女应尽量避免使用。若人体内氨基转移酶活性增高为正常的 3 倍以上,则应停药。不宜用于儿童,曾有肝病和酗酒者服药应慎重。本药与考来烯胺合用有相加作用。

2. 阿托伐他汀 又名立普妥,是美国处方量最多的降胆固醇药物。

【临床应用】

适用于治疗原发性高胆固醇血症、混合性高脂血症(Ⅱ$_a$ 型,Ⅱ$_b$ 型)、纯合子家族性高胆固醇血症。在控制饮食的同时,服用立普妥可以大大降低胆固醇水平。

【用法】

常用量为口服 10 毫克/天,最大剂量为 80 毫克/天。在 1 天总剂量相同时,1 天服 2 次比 1 天服 1 次更有效。若每天服 1 次,则于晚饭后服效果更好。初始剂量治疗达标率高,1 日 1 次,迅速简便,不受进食影响。

【不良反应】

本药的不良反应多由药物对机体的直接毒性作用引起,如胃肠道功能紊乱、恶心、失眠、肌肉触痛及皮疹。肝源性氨基转移酶升高,停药后即可恢复正常。肌肉触痛,一过性血清肌酸激酶(CK)水平轻度升高。偶见横纹肌溶解症,这是一种严重的中毒不良反应。因此,服药时应定期监测一过性血清肌酸激酶水平。少数患者服药后血浆碱性磷酸酶水平升高。

【注意事项】

本药短期应用是安全的。长期应用,必须定期询问有无肌肉方面的症状,同时必须定期复查肝功及一过性血清肌酸激酶水平。服药后出现肌无力、肌痛等症状者更应积极监测血清一过性血清肌酸激酶及水平。当血清一过性血清肌酸激酶水平升高到正常上限10倍以上,应及时停药。本药不宜与烟酸、吉非贝齐、环孢霉素、雷公藤及环磷酰胺合用,以免引起严重的肌肉及肝肾功能损害。有条件者,应定期进行眼科检查,警惕白内障的发生。

3. 辛伐他汀 又名舒降之、新瓦斯坦汀、塞瓦汀。本品是第二代他汀类药,属美降之的衍生物,由土曲霉素酵解产物衍生的半合成降脂药。

【临床应用】

当饮食治疗或其他非药物治疗效果欠佳时,可用本药降低原发性高胆固醇血症、杂合子家族性高胆固醇血症或混合性高脂血症及纯合子家族性高胆固醇血症患者的总胆固醇和低密度脂蛋白胆固醇、脂分离蛋白B和三酰甘油水平。同时还升高高密度脂蛋白胆固醇,可与胆酸隔置剂合用。对冠心病患者,可减少死亡的危险性;降低非致死性心肌梗死的危险性;延缓冠状动脉粥样硬化的进展,包括新病灶和完全阻塞的发生。

【用法】

对高胆固醇血症,一般始服剂量为每日10毫克,晚间顿服;对于胆固醇水平轻、中度升高的患者,始服剂量为每晚5毫克。若需调整剂量则应隔4周以上。最大剂量为每日40毫克,晚间顿服。当低密度脂蛋白胆固醇水平降至1.94毫摩/升(75毫克/分升)或总胆固醇水平降低至3.64毫摩/升(140毫克/分升)以下时,应降低舒降之的服用剂量。对冠心病患者,可以每日晚上服20毫克作为起始剂量。若需调整剂量,方法同上。

【不良反应】

一般耐受性良好,不良反应轻微且为一过性。腹痛,便秘,胃肠胀气;疲乏无力,头痛。罕见肝炎及变态反应。

【注意事项】

已知对拜斯亭中的任何成分过敏者、有肝病史或大量饮酒习惯的患者慎用。治疗前对于氨基转移酶有升高现象的患者,应加强检查并多加留意。

血清氨基转移酶超过正常值 3 倍以上时应立即停药。若肌酐酸激酶显著上升应立即停药。有生育可能的妇女及哺乳期妇女,暂不宜服本药物。

4. 普伐他汀 又名普拉固片。

【临床应用】

饮食限制仍不能控制的原发性高胆固醇血症(II_a 和 II_b)。

【用法】

成人,开始 10 毫克,晚餐后顿服,最高可达 20 毫克。

【不良反应】

轻度氨基转移酶升高、皮疹、肌痛、头痛、恶心、呕吐、腹泻、疲乏等。

【注意事项】

妊娠、孕妇、哺乳期妇女禁用。对本品过敏、活动性肝炎或肝功能异常者禁用。对于家族性高胆固醇血症疗效差者慎用。有肝病史、酗酒史者慎用。定期检查肝功能。

5. 氟伐他汀 又名来适可。

【临床应用】

用于治疗杂合子家庭性及纯合子家庭性高胆固醇血症、原发性和 2 型糖尿病患者并发的高胆固醇血症。

【用法】

口服的开始剂量 1 次 20 毫克,1 日 1 次,4～6 周后可增至 1 次 20 毫克,1 日 2 次。

【不良反应】

轻微而短暂的消化不良、恶心、腹痛、失眠、头痛、肝功能异常。

【注意事项】

活动性肝炎或不明原因的血清氨基转移酶持续升高者、孕妇及哺乳妇女、18 岁以下患者禁用。有肝病及过量饮酒史者慎用。对伴有无法解释的弥漫性肌痛、肌肉触痛或肌无力以及肌酸激酶明显升高超过正常上限 10 倍的患者,应考虑肌病的可能性。

常见的贝特类药物

贝特类又称贝丁酸或纤维酸类,通过抑制腺苷酸环化酶和脂肪组织水解,使血中的非酯化脂肪酸含量减少,使肝脏极低密度脂蛋白合成及分泌减少,并通过增强脂蛋白酯酶的活性,加速极低密度脂蛋白和三酰甘油的分解,从而可降低血中的极低密度脂蛋白、三酰甘油、低密度脂蛋白和总胆固醇。此类药物不良反应轻微,以胃肠道症状为主。

1.氯贝特 又名氯贝丁酯、安妥明、冠心平。

【临床应用】

氯贝特适用于治疗除Ⅰ型高脂蛋白血症及纯合子家族性高胆固醇血症以外的任何类型高脂血症。对治疗高三酰甘油血症及对以三酰甘油增高为主的混合型高脂血症更有效。氯贝特可使血小板的黏附和聚集功能减弱,使血中过高的纤维蛋白原含量降低,增加纤溶活性,减少血栓形成。另外其可增加尿酸的排泄,适用于同时并发冠心病、脑血栓及痛风患者。

【用法】

口服 0.25~0.5 克/次,3 次/天。

【不良反应】

短期服用,不良反应轻微,主要为恶心、腹胀和腹泻等胃肠道症状。偶见头痛、乏力、皮疹、脱发、阳痿或性欲减退。可有一过性氨基转移酶升高。长期服药,可使胆结石的发生率明显增高。个别患者服药后发生肌痛、肌无力、肌挛缩、肌强直,同时血中一过性血清肌酸激酶活性明显增高。WHO 研究发现,长期服用,患者病死率有增高趋势,故已禁用。

【注意事项】

服药期间应定期复查肝、肾功能及一过性血清肌酸激酶,如有明显异常,应及时减少剂量或停药。孕妇、授乳期妇女及有生育可能的妇女应忌用此药。氯贝特能增强华法林等抗凝药的作用,同时服用抗凝药时,应注意调整剂量。与磺脲类降糖药合用时,应防止发生低血糖。

2.非诺贝特 又名力平之、普鲁脂芬、苯酰降脂丙酯、降脂异丙酯。

【临床应用】

除能调节血脂外,还可使血尿酸含量减少,使纤维蛋白原含量降低,增加抗凝剂效力。适用于治疗高胆固醇血症、混合型高脂血症、高尿酸血症和继发性高脂血症。

【用法】

口服0.1克/次,3次/天。当胆固醇水平恢复正常时,将1天剂量改为0.1～0.2毫克维持治疗。

【不良反应】

服药后仅有口干、食欲减退、大便次数增多、湿疹等不良反应。个别病例可见氨基转移酶及尿素氮或肌酐升高,停药后迅速回到正常。

【注意事项】

肝肾功能不良者、孕妇、授乳期妇女及有生育可能的妇女忌用。同时服用抗凝药者,应注意抗凝药剂量的调整。长期服用非诺贝特,应定期进行肝、肾功能检查,若有明显异常者,应及时减少剂量或停药。

3.益多酯　又名特调酯、洛尼特。

【临床应用】

能降低极低密度脂蛋白、低密度脂蛋白、三酰甘油和胆固醇,还可降低血尿酸水平。适用于Ⅱ,Ⅲ,Ⅳ,Ⅴ型高脂血症,其作用大于氯贝特。

【用法】

口服0.25克/次,2～3次/天。

【不良反应】

常见不良反应为轻度消化系症状,皮肤痒,白细胞减少,一过性氨基转移酶活性升高,尿素氮及血尿酸水平升高。益多酯还能增强抗凝血药的作用。

【注意事项】

长期服用时,应定期监测肝、肾功能,复查白细胞计数。注意调整抗凝血药的用量。溃疡病及肝、肾功能不全者慎用此药。

4.苯扎贝特　又名必降脂、脂康平。

【临床应用】

可降低各种高脂血症的总胆固醇和三酰甘油,并改善伴有脂质代谢障碍的糖尿病患者的代谢,降低空腹血糖。

【用法】

口服,0.2克/次,3次/天,饭后服用。

【不良反应】

常见食欲不振、恶心和胃部不适等胃肠道症状,通常为时短暂,不需停药。可见皮肤瘙痒、荨麻疹、皮疹、脱发、头痛、头晕、失眠、性欲减退等症。偶见伴有血清一过性血清肌酸激酶活性增高的肌炎样肌痛、肌肉抽搐,药物性横纹肌溶解症者。

【注意事项】

肾功能不全者慎用此药,剂量宜小。肾功能不全本身,容易引起药物过量,苯扎贝特也可能加重肾功能不全。除脂肪肝外的肝、胆疾病患者,妊娠及哺乳期妇女和儿童均不宜服用本药。同时服用双香豆素类抗凝剂者,应减少服用抗凝剂约30%。苯扎贝特引起的不良反应都很轻,多见于服药之初的几个月之内,继续服药可自行消失。长期服用时,应定期复查肝、肾功能及一过性血清肌酸激酶活性,有明显异常情况出现时,应及时减少服药剂量或停药。

5.吉非贝齐 又名诺衡、湘江诺衡、康利脂、洁脂。

【临床应用】

用于治疗Ⅱ$_a$,Ⅱ$_b$,Ⅳ型高脂血症,且可升高高密度脂蛋白,可治疗血脂过高引起的黄色瘤、低高密度脂蛋白血症或冠心病合并高密度脂蛋白低下的患者。

【用法】

口服0.6克/次,2次/天,或上午服0.6克,下午服0.3克。服药后3~4周,能明显见效。

【不良反应】

服药后有恶心、烧心、呕吐、食欲不振、腹痛和腹泻等消化系统症状。偶见嗜酸性粒细胞减少、皮肤红斑、皮疹、肌肉疼痛、视力模糊及轻度贫血及胆结石。可见一过性氨基转移酶及肌酸激酶活性增高。

【注意事项】

吉非贝齐有增强抗凝剂药效及升高血糖的作用,服药时应注意调整抗凝药及降血糖药的剂量。服用吉非贝齐,应定期复查肝、肾功能及一过性血清肌酸激酶,如有明显异常,应及时减少服药剂量或停药。

6. 益多酯　又名特调脂、多利平脂、乙羟茶碱安妥明酯。

【临床应用】

Ⅱ,Ⅲ,Ⅳ型高脂血症。除降低三酰甘油外,还能降低血清胆固醇及血清低密度脂蛋白、极低密度脂蛋白、升高高密度脂蛋白。临床降胆固醇有效率为50%,降三酰甘油为70%,提高高密度脂蛋白胆固醇60%。此外,能使尿中尿酸减少。本品进入血中水解后,可协同氯贝丁酯起作用,使降血脂谱扩大,并使药物不良反应降低。

【用法】

0.25 克/粒。0.25 克/次,早晚各 1 次,口服。

【不良反应】

少数人服药后有胃肠道不适以及瘙痒,减量可消失。偶见轻微白细胞减少,血清丙氨酸氨基转移酶、尿素氮、肌酐等暂时升高。

【注意事项】

严重肝胆疾病患者、孕妇及哺乳期妇女、近期患过心肌梗死和癫痫者禁用。溃疡病患者及儿童慎用。服用本药期内,一般应停用其他降脂药。

7. 降脂新　又名利贝特、新安妥明、降脂哌啶。

【临床应用】

Ⅱ,Ⅲ,Ⅳ型高脂血症。对安妥明无效的 Ⅱ 型高脂血症亦有效。与安妥明相似,只是降胆固醇作用较显著,因它可促进胆固醇氧化和胆酸的排泄,有明显的降 β 脂蛋白作用,降脂作用是安妥明的 10 倍。

【用法】

12.5 毫克/片。口服,25 毫克/次,3 次/天。

【不良反应】

部分高血压患者,服药期间血压下降,需调整降压药剂量。偶见胃肠道不适。

【注意事项】

肝肾功能衰竭者禁用。

该类药其他制剂还有利贝特、双贝特、克利贝特、依托贝特、环丙贝特等,但目前国内应用较少。

胆酸隔置剂类降脂药

胆酸隔置剂类降脂药又称胆酸整合剂、胆酸络合剂、胆汁结合树脂类降脂药。降血脂机制是阻止胆酸或胆固醇从肠道吸收,促进胆酸或胆固醇随粪便排出,促进胆固醇的降解。这类药有树脂类、新霉素类、β谷固醇及活性炭等,新霉素类及β谷固醇因不良反应大或疗效欠理想,实际上已被淘汰。活性炭近年来曾试用于临床,其确切疗效与安全性尚待进一步证实。临床应用较多的有阴离子碱性树脂,这类树脂在肠道内与胆酸呈不可逆的结合,且这类树脂在肠道内不能被吸收,因而胆酸从肠道的回吸收减少,随粪便从肠道排出的胆酸增加,由此促使肝细胞增加胆酸合成。因胆固醇是肝细胞合成胆酸的原料,胆酸合成增加,肝细胞内的胆固醇消耗就增加,肝细胞内胆固醇库存量就减少,通过反馈机制,刺激肝细胞膜加速合成 LDL 受体,使肝细胞膜 LDL 受体数目增多,活性增强,以更多地与血流中的 LDL 结合,并摄入肝细胞内进行代谢,终于使血液中 LDL 减少;LDL 重量的 45% 左右是胆固醇,因而血清 LDLc 及 TC 水平降低。另外,从肠道吸收胆固醇的过程中,需胆酸起乳化作用,胆酸被树脂吸附随粪便从肠道排出,势必影响胆固醇从肠道的消化吸收,因此,服用树脂类后,一般 TC 可降 10%~20%,LDLc 可降 15%~25%,TG 稍有增加或无明显变化,HDLc 可能有中等量增加。本类药物对肝肾无毒性。

本类药适合于除纯合子家族性高胆固醇血症(FH)以外的任何类型的高胆固醇血症,对任何类型的高三酰甘油血症无效,对血清 TC 与 TG 都升高的混合型高脂血症,须与其他类型的降血脂药合用才能奏效。主要的胆酸螯合剂简介如下:

1. 考来烯胺　又名消胆胺、降胆树脂 1 号、胆酪胺、降胆敏、消胆胺脂。

【临床应用】

低密度脂蛋白增高型高脂血症,即 Ⅱ$_a$、Ⅱ$_b$ 型高脂血症。该药口服后肠内不吸收,其氯离子与胆汁内胆酸起交换作用,而本身则与胆酸螯合成螯合物由大便排出。由于胆固醇在肠道内吸收需依赖于胆酸的存在,胆酸排出增加后,肠道内胆固醇吸收就会减少。另外,由于血中胆酸降低,促使胆固醇转化为胆酸,因此,可进一步使细胞内胆固醇含量降低。

【用法】

本品为散剂。4～5 克/次,口服,3 次/天,饭后服用。

【不良反应】

多见便秘,此外有腹胀、恶心。长期服用引起脂肪吸收不良,影响脂溶性维生素和钙的吸收。

【注意事项】

便秘、肠胃功能不佳者慎用。

2. 考来替泊　又名降胆宁、降胆树脂 2 号、可利斯梯普。

【临床应用】

II_a,II_b 型高脂血症。与胆固酰胺相同,可使胆固醇降低 20% 。

【用法】

本品为散剂。4～5 克/次,口服,3 次/天,饭后服用。

【不良反应】

多见便秘,此外有腹胀、恶心。长期服用引起脂肪吸收不良,影响脂溶性维生素和钙的吸收。

【注意事项】

便秘、胃肠道功能不佳者慎用。

3. 地维希胺　为阴离子交换树脂。

【临床应用】

II 型高脂血症。该药口服后肠内不吸收,其氯离子与胆汁内胆酸起交换作用,而本身则与胆酸螯合成螯合物由大便排出。由于胆固醇在肠道内吸收需依赖于胆酸的存在,胆酸排出增加后,肠道内胆固醇吸收就会减少。另外,由于血中胆酸降低,促使胆固醇转化为胆酸,因此,可进一步使细胞内胆固醇含量降低。

【用法】

3 克/次。搅拌成悬浮液 100 毫升口服,3 次/天,饭前饮服。

【不良反应】

树脂类胆酸隔置剂考来烯胺及考来替泊,在国外的临床研究及应用较多,并曾作为降 TC 的第一线药物。国内既往所用的考来烯胺,均依赖于从国外进口,价格昂贵,加之用量大,味道差,并易引起便秘,故只在少数大医院曾用于个别特殊病例,仅有零散的临床经验。

【注意事项】

肠胃功能不全者慎用。

🌿 烟酸类制剂降脂药

烟酸调节血脂的主要机制是抑制环磷腺苷(cAMP)的形成,因 cAMP 有激活三酰甘油酶活性的作用,能促使三酰甘油裂解为游离脂肪酸及甘油,cAMP 形成减少了,外周脂肪组织中三酰甘油裂解降低,游离脂肪的释放减少,血中非酯化脂肪酸的浓度下降,肝脏合成 VLDL 减少,进一步使 IDL 及 LDL 减少,故血中三酰甘油的含量下降。此外,烟酸还能促进胆固醇经肠道随粪便排泄,因此又能降低血浆胆固醇含量。据观察,烟酸还能提高 HDLc 的含量,目前机制未明,但烟酸必须大剂量应用时才有调血脂作用。此类药物主要有以下几种。

1. 烟酸 又名烟草酸、烟酰胺。

【临床应用】

除Ⅰ型外的各型高脂血症,特别对Ⅲ,Ⅳ,Ⅴ型有效。大剂量时有降血脂作用。主要降低血清三酰甘油、胆固醇、极低密度脂蛋白和低密度脂蛋白。烟酸能激活脂蛋白酯酶的活力,使极低密度脂蛋白分解代谢增高,同时也降低了低密度脂蛋白的产生。烟酸影响 ATP 形成,抑制极低密度脂蛋白和低密度脂蛋白由肝脏释放。烟酸能促进胆固醇的氧化,加强粪便中胆固醇的排泄,阻碍游离胆固醇的酯化作用从而降低脂蛋白的合成。服药后高密度脂蛋白胆固醇浓度增加。每天服烟酸 3 克,可使总胆固醇降低 10%,三酰甘油降低 26% 左右。

【用法】

一般从小剂量开始逐渐增加,以避免皮肤反应。开始时 100 毫克/次,3 次/天,饭后口服。每 3 ~ 7 天逐渐增加剂量,第一个月每日不超过 2.5 克,第二个月每日不超过 5 克,第三个月每日不超过 7.5 克。

【不良反应】

不良反应较大,主要对胃有刺激性,可加重溃疡病及引起腹痛、腹泻,部分患者可出现皮肤潮红和瘙痒,并可使糖耐量减低及血尿酸升高。长期大量服用,个别患者可发生肝组织纤维化、胆管炎。

【注意事项】

溃疡病、肝病、痛风、糖尿病患者禁用。

2. 烟酸肌醇

【临床应用】

该药调节血脂作用弱,仅用于轻度血脂增高患者。除适用于Ⅱ,Ⅳ型高脂血症外,还可治疗闭塞性动脉硬化、高血压病、雷诺病、心绞痛。它是烟酸和肌醇的化合物,口服后在体内逐渐水解成烟酸和肌醇,并分别发挥各自的药理作用,故作用缓和持久。该药有改善脂质代谢异常,降 TG,TC 作用。扩张血管作用比较缓和。肌醇尚有抗脂肪肝作用,并能减低毛细血管脆性,防止 TC 在肝内沉着。

【用法】

口服 0.2 ~ 0.4 克/次,3 次/天。

【不良反应】

皮肤瘙痒、恶心、多汗、面部潮红等;还有轻度降低血压和致心动过缓作用。

【注意事项】

对本品或其他烟酸类药物过敏者禁用。活动性溃疡病、有出血倾向者禁用。

3. 灭脂灵

【临床应用】

治疗高脂血症、闭塞性动脉硬化症和末梢循环障碍。本品服后在小肠水解出烟酸,具有缓和而持久的降血脂作用,启动纤溶酶、扩张血管,起到抗实验性动脉粥样硬化的作用。

【用法】

口服,0.1~0.2 克/次,3 次/天。

【不良反应】

皮肤瘙痒和胃肠道反应。

【注意事项】

对本品过敏者禁用。

4.阿昔莫司　又名乐脂平、氧甲吡嗪、吡莫酸。

【临床应用】

治疗除Ⅰ型以外的各型高脂血症和糖尿病并发的高脂血症。阿昔莫司是一种新的人工合成的烟酸类衍生物,具有强烈、持久及良好的调血脂作用,能抑制脂肪组织的分解,减少游离脂肪酸的释放,减少肝脏合成三酰甘油的原料,并激活脂蛋白酯酶活力,加速低密度脂蛋白的分解;也抑制极低密度脂蛋白和低密度脂蛋白的合成,从而使三酰甘油和胆固醇水平降低,高密度脂蛋白升高。它抑制肝脏脂肪酶的活性,减少高密度脂蛋白的异化作用,提高抗动脉粥样硬化因子的血中浓度。可促进非胰岛素依赖性糖尿病的葡萄糖代谢,有效地降低空腹血糖水平。本品口服后完全被吸收,血中浓度在 2 小时内达峰值。半衰期为 2 小时,不与血中蛋白结合,以原形从尿中排出。该药降脂效果优异而卓越(三酰甘油降低 50%、胆固醇降低 25%、高密度脂蛋白升高 20%),能有效地降低冠心病的危险性。临床证实安全、有效、适合长期使用,是目前为止烟酸类制剂中最有前途的调血脂药物。

【用法】

0.25 克/粒。Ⅳ型高脂血症者:1 粒/次,2 次/天。Ⅱ,Ⅲ,Ⅴ型高脂血症患者,1 粒/次,3 次/天,饭后服用。

【不良反应】

较少见。长期服用无痛风及胆石症形成的危险,不影响肝、肾功能。

【注意事项】

对本品过敏及消化道溃疡者、孕妇、哺乳期妇女、儿童禁用。

不饱和脂肪酸类降脂药

不饱和脂肪酸类降脂药可抑制脂质在小肠的吸收并抑制胆汁酸的再吸收,从而减少胆固醇的合成。

1. 深海鱼油丸(EPA)

【临床应用】

高脂血症、肥胖症、脂肪肝等。连续服用 EPA 30～60 天,可使正常人胆固醇降低 23% 以上,三酰甘油降低 50% 以上。对于高脂血症患者胆固醇可降低 40% 以上,三酰甘油降低 80% 以上。EPA 还能降低低密度脂蛋白,提高高密度脂蛋白。EPA 是人体制造前列腺素的原料。前列腺素构成十分复杂,很难从体外的其他物质得到补充,只能从 EPA 中吸取。前列腺素能阻止血小板聚集,以降低血液的黏稠度,防止血栓形成。EPA 能使心血管病的病死率降低一半,并有效地降低运动时的心绞痛,情绪激动时的心肌梗死。二十二碳六烯(DHA)是大脑细胞形成、发育及运作必不可少的物质基础。研究发现,人脑中有大量 DHA,它以磷脂质的形式存在于人脑中,而磷脂质又是脑细胞和脑外膜的必需物质。人们要有健全的脑细胞和外膜功能,必须要有充足的 DHA 制造磷脂质。在通过血液传递到大脑的营养物质中,只有 DHA 可以穿过血脑屏障进入脑内。人的记忆能力、思维能力都有赖于 DHA 来维持和提高。所以人们把 DHA 称为人脑黄金。DHA 可以增强大脑的信息传递,增强及改善记忆能力,延缓衰老并能有效地防止健忘和老年性痴呆症;DHA 也是视网膜的重要组成部分,占其组成分 40%～50% 的 EPA 和 DHA 能提供给糖尿病患者血管和视神经所需营养及功能成分,防止视力障碍、下肢发麻、全身水肿等。

【用法】

口服。1～2 丸/天,进餐时服用。

【不良反应】

深海鱼油丸是纯天然鱼油制剂,无任何不良反应,服用安全。

【注意事项】

暂无。

2.多烯康胶囊 又名海鱼油丸、复方二十碳五烯酸胶丸。

【临床应用】

高脂血症的治疗,冠心病和脑血栓的防治。抑制肝内胆固醇及三酰甘油合成,促进脂肪氧化,加速极低密度脂蛋白清除,故降低血清三酰甘油和总胆固醇,升高高密度脂蛋白胆固醇,抗动脉粥样硬化,抑制血小板聚集和延缓血栓形成,具有显著的生理活性。

【用法】

口服。0.3克/胶丸或0.5克/胶丸。1.5~1.8克/次,3次/天。

【不良反应】

遵医嘱几乎未见不良反应。

【注意事项】

有出血性疾病者慎用。

3.月见草油胶囊

【临床应用】

各型高脂血症、肥胖症、动脉粥样硬化、心肌梗死、脉管炎。在人体内,δ-亚麻酸可由δ-亚油酸转化而来。如果体内缺少Δδ-脱氢酶,则亚油酸的这一系列转化受限,引起δ-亚麻酸的不足。δ-亚麻酸及其代谢产物前列腺素E具有十分重要的生理功能,可使体内不饱和脂肪酸含量增加,三酰甘油和胆固醇含量降低,三酰甘油下降更明显。

【用法】

口服。0.5克/粒,1.5~2.0克/次,2~3次/天。

【不良反应】

可有厌食、恶心,偶见氨基转移酶增高等。

【注意事项】

未成年人,孕妇及哺乳期妇女慎用。

其他降脂药物

1. 普罗布考 又名丙丁酚。

【临床应用】

Ⅱ型高脂血症。本品可降低胆固醇 20%～25%，相当于大剂量的烟酸，但降低胆固醇幅度不如树脂类药物，比树脂类容易耐受。该药可降低低密度脂蛋白胆固醇和极低密度脂蛋白胆固醇，但也降低高密度脂蛋白胆固醇，平均降低高密度脂蛋白胆固醇 10%～20%。研究报道，杂合子家族性高胆固醇血症患者用普鲁布考治疗后不仅血清胆固醇明显降低，皮肤及眼睑黄色瘤明显消退，且其消退程度与高密度脂蛋白胆固醇下降程度呈正比。本品尚有强力的抗氧化作用，阻止低密度脂蛋白氧化修饰，抑制斑块泡沫细胞形成，故可抑制动脉粥样硬化进展，促使斑块病变消退，有预防和逆转动脉粥样硬化的作用。

【用法】

口服。0.5 克/次，2 次/天。

【不良反应】

食欲减退、恶心、腹泻，长期服用可致 Q-T 间期延长和室性心律失常。

【注意事项】

严重心肌损害者慎用。

2. 潘特生 又名泛酸硫基乙胺、泛酸乙胺、潘托新。

【临床应用】

各型高脂蛋白血症和糖尿病合并的高脂血症。对不宜应用其他降脂药的肝肾衰竭患者也适用。服药后血清 ApoAI、ApoAⅡ含量增高，平均降低血清总胆固醇 5%～15%、三酰甘油 18%～31%、增加高密度脂蛋白胆固醇 10%～24%。

【用法】

口服。100 毫克/片，200 毫克/次，3 次/天。

【不良反应】

有时有腹泻、食欲不振、腹胀等不良反应。

【注意事项】

孕妇及哺乳期妇女慎用。

3. 弹性酶

【临床应用】

各型高脂血症、糖尿病、脂肪肝、动脉粥样硬化。本品能阻止胆固醇的体内合成，并促使其转化为胆汁酸，加速胆固醇的排出，阻止其在动脉壁沉着，从而使血清胆固醇降低。本品还有分解乳糜微粒的作用，可提高高密度脂蛋白胆固醇，降低低密度脂蛋白胆固醇，改善血清脂质和脂肪酸构成异常，并能促进实验动物肝糖原累积，阻止、减轻脂肪肝生成，故有抗动脉粥样硬化和抗脂肪肝的作用。

【用法】

口服。每次 300～600 单位，3 次/天。2～8 周为一疗程。

【不良反应】

发生率极低。偶见过敏，可出现轻度胃肠道症状，如腹胀、食欲不振等。

【注意事项】

对弹性酶过敏者禁用。

第 4 章

中医眼中的"污血病"治疗

中医认为高脂血症是"污血病"

中医"膏脂学说"中的"污血病"

《灵枢·卫气失常》记载："人有肥有膏有肉。……腘(音国,膝盖后弯腿处)肉坚,皮满者,肥。腘肉不坚,皮缓者,膏。皮肉不相离者,肉。……膏者其肉淖……脂者其肉坚。……膏者,多气而皮纵缓,故能纵腹垂腴。肉者,身体容大。脂者,其身收小。……膏者多气,多气者热,热者耐寒。肉者多血则充形,充形则平。脂者,其血清,气滑少,故不能大。此别于众人者也。……众人皮肉脂膏不能相加也,血与气不能相多,故其形不小不大,各自称其身,命曰众人。"

从引文可以看出,古人将形体异于常人者分为"肥、膏、肉"三类。"肥"类人比较丰满但不臃肿,为多"脂"也;"膏"类人则肥胖且臃肿;"肉"类人比较健壮,故身体容大而膏、脂、肉发育平衡。

综上论述可以认为:"脂"来源于水谷,乃人体营养物质之一,可存在于血中,与血互为化生;"脂"并不是越多越好,膏、脂、肉需保持在一定平衡状态,才能使人体形丰满健美;若"脂"过多,则会导致如"膏"一样臃肿肥胖的不健康体形。这可看作是源于《黄帝内经》的中医"膏脂学说",是认识本病的理论依据。

中医虽无血脂的概念,但对人体"脂""膏"早已有所认识,常把膏脂并称,且由于过多的膏脂浊化而成为湿浊、痰浊,使气血运行障碍,脏腑功能失调,称为"污血",即不洁之血,今人称为高脂血症。

高脂血症的中医辨证分型

1.痰浊阻滞型　中医认为,胖人多痰多湿。素体肥胖之人,多食肥甘,湿困脾阳,运化失职,痰浊内生。痰浊阻遏阳气,清阳不升,浊阴不降,浊气在上则见头晕头重;痰浊阻遏胸阳,胸阳不振,可见胸闷,甚或出现胸痛;痰浊中阻,胃失和降,则见脘痞、恶心欲呕;痰浊阻络则身重乏力;痰浊盛于内,故咳嗽有痰;苔厚腻、脉弦滑,皆为痰浊内盛之象。

常采用姜半夏、枳实、泽泻、茯苓、陈皮、山楂、大腹皮、竹茹、神曲、甘草等中草药配伍治疗。合而用之,共奏燥湿化痰、健脾和胃之功。

2.脾虚湿盛型　中医认为,脾为生痰之源,由于久食肥甘,湿困脾阳,运化失调,痰湿内生而肥胖;湿困脾阳则身体困重,四肢软而无力;脾虚不运则食欲不振、脘闷腹胀、便溏;湿邪蒙蔽清窍,故头昏头重如裹;胃失和降则恶心;舌淡,舌体胖大有齿痕,舌苔白腻,脉弦细或濡缓均为脾虚湿盛之象。

常采用人参、白术、茯苓、薏苡仁、葛根、藿香、山楂、木香、甘草等中草药配伍治疗。诸药合用,补中有行,补而不滞,共达益气健脾、化湿和胃之功。

3.气滞血瘀型　中医认为,高脂血症乃为血中之痰浊,痰浊日久,瘀血乃成。心脉瘀阻,气血不通,不通则痛,故见胸痛胸闷憋气,痛处固定不移,两胁撑胀或痛,有时放射至头、项、肩背而引起刺痛;瘀阻头部,则见头痛头晕;瘀血阻滞筋脉,肢体失去濡养;则手颤肢麻;瘀血阻塞,心失所养,故心烦不安,气短;舌质暗或有瘀点瘀斑,脉弦或涩均为气滞血瘀之象。

采用的中草药有当归、生地黄、山楂、丹参、川芎、白芍、桃仁、枳实、牛膝、桔梗、蒲黄、柴胡、红花、甘草、大黄等。

4.肝肾阴虚型　中医认为,人到老年,肾精亏损,真阴不足,水不涵木,肝肾之阴俱虚;阴精不足,肌肤失充、髓海失养,故见形体消瘦、腰酸腿软、健忘、体倦乏力;阴虚生内热,故见口干目涩、咽干口燥、颧红潮热、五心烦热、盗汗;阴精虚损,相火妄动,则遗精、少寐多梦;阴不敛阳,阳亢于上,则头晕头痛;舌红少津、少苔、脉细数乃为阴虚内热之象。

常用的中草药有枸杞子、熟地黄、山药、菊花、山萸肉、黄精、茯苓、丹皮、泽泻、鳖甲、青蒿、麦冬等。诸药合用，有补有泻，以补为主，补而不腻，共奏滋补肝肾、养血益阴之效，鳖甲、青蒿、麦冬等有养阴退热之效。

5. 脾肾阳虚型　中医认为脾阳不足，运化失健，不能化生水谷精微以养肾；肾阳不足，水湿内停，不能蒸腾阳气以暖脾，从而导致脾肾阳虚。脾肾阳气亏虚，不能温煦机体，则见精神萎靡、体倦乏力、形寒肢冷、头晕眼花、耳鸣；脾阳虚衰，运化失职，则脘腹胀满、食欲不振、大便溏薄；肾阳虚衰，腰府失养，气化不利，则腰膝酸软、尿少水肿；舌淡胖、脉沉细乃为阳虚之象。

常用的中草药有炒白术、炒苍术、藿香、佩兰、淫羊藿、干姜、人参、附片、泽泻、甘草、茯苓、木香、焦三仙等。诸药合用，共奏温阳健脾、化浊降脂之功。茯苓利水消肿；木香以行气消胀；焦三仙消食。

6. 单纯型　高脂血症为血中之痰浊，其形成与脾不健运极为相关，此时虽无明显自觉症状，但已隐藏着脾不健运，痰湿内生之病机。本型患者可无任何自觉不适症状，仅在检查时发现血脂增高，多见于体形肥胖者。常采用理气化湿，佐以消脂治法。

常用的中草药有神曲、山楂、茯苓、法夏、陈皮、连翘、麦芽、槟榔、莱菔子、丹参、泽泻等。诸药合用，使食积得化，胃气得和，脾气得健，从而痰湿自去。

🌱 高脂血症中医治疗原则

中医认为，当人肾气渐衰，肾阳肾阴皆虚，肝火易妄动，导致肝阳上亢，甚则化火，木旺则克土，引起胃脾功能失调，实热郁结，痰湿内生、浊阻而引起高脂血症。进一步发展到痰湿浊阻愈甚，最终导致经脉阻塞而出现胸痹心痛等冠心病症状。因而中医多采用滋阴补肾、清热化痰、健脾利湿的原则治疗高脂血症。

1. 滋阴补肾　高脂血症患者伴有年迈体衰、腰膝酸软、耳鸣眼花、舌苔薄、舌质红、脉细沉时，则属虚证。可用制首乌（大便干燥者用生首乌）、桐根、麦冬、生地黄（大便稀溏者去除）、黑芝麻、沙参、菟丝子、桑寄生、黄精、杜仲等中草药配伍使用。

2.祛湿除痰　老年高脂血症患者伴有四肢倦怠、腹胀、食欲不振、咳嗽多痰、大便溏泻、脉滑、舌苔腻者,可以用陈皮、半夏、竹茹、茯苓、胆南星、白金丸(包煎)、杏仁、沙参、全瓜蒌等中草药配伍使用。

3.清肝泻火　若老年高脂血症患者同时伴有面红目赤、心烦易怒、口干舌燥、大便干、脉弦、舌苔黄腻,则提示这类患者多并发高血压,应用泻法。常用钩藤、葛根、草决明、黄芩、菊花、大黄、生地黄等中草药配伍使用。

4.活血化瘀　如果患者血脂增高且有心痛胸闷、痛处固定、脉弦、舌苔薄、舌质紫暗,说明患者气滞血瘀并可能患有冠心病。可选用丹参、生蒲黄、红花、茺蔚子、赤芍、川芎等中草药配伍使用。

🖐 中草药降脂的科学依据

1.调节血脂代谢　人参对人体许多功能具有双向的调节作用,能调节多种组织细胞中的环磷腺苷(cAMP)含量。环磷腺苷可以促进脂类分解代谢,减少脂质在血管壁内沉积的作用。灵芝则可通过抑制脂质的结合转化作用,使血脂降低。首乌不仅能抑制胆固醇的吸收,还能阻止脂质在血清中滞留或渗透到动脉壁中去。蜂王浆、泽泻均能提高高密度脂蛋白的水平,促进胆固醇的转运和清除。

2.抑制胆固醇吸收　泽泻含有三萜类化合物,能影响脂肪分解,使合成胆固醇的原料减少,从而具有降血脂、防治动脉粥样硬化和脂肪肝的功效。豆类、蒲黄、海藻等多含有植物甾醇。植物甾醇与动物性固醇的化学本质是一样的,因而可以在肠道进行竞争,从而减少胆固醇的吸收。何首乌、草决明、大黄含有能促进肠蠕动、导致轻泻的酮类化合物。植物药中所含的纤维素、琼脂、果胶等能减少胆固醇的吸收。番茄果胶能加速食物通过消化道,减少胆固醇的吸收。

3.促进胆固醇排泄　胆固醇被脂蛋白转运到肝脏后,90%转化成胆汁酸,排入肠道,其中大部分被重吸收(这一过程叫肝肠循环),小部分随粪便排泄出体外。柴胡、姜黄、茵陈等均有增加胆汁排泄的功效。

常见理疗降脂法

 独特的针灸降脂疗法

1. 针灸降脂 经络是人体运行气血的通路,内属于相应的脏腑,外与肢体关节相联系,沟通机体内外,贯通上下,把内部的脏腑和外部组织器官联系成为一个有机的整体,从而使人体各部分的功能保持相对的协调和平衡。腧穴是人体经络、脏腑之气输注于体表的部位,具有接受刺激的功能。经络的沟通内外、运行气血、调节身体平衡的功能主要是通过腧穴的反应来实现的。刺激腧穴,就可以发挥相应经络的作用,起到调节脏腑气血的功能,激发机体的抗病能力,以达到防治疾病的目的。

高脂血症属于血脉中的病变,为血中之痰浊,临床表现虽多种多样,但无外乎血脉不畅、气滞血瘀、痰阻脉络等经络气血的运行失常。通过刺激一定的穴位,发挥相应经络的治疗作用,可达到血脉畅通、血脂降低的效果。

2. 常用针灸降脂穴位 降脂主要穴位涉及十四经中的其他9条经脉。临床常用的是内关、合谷、太冲、阳陵泉、涌泉、公孙、三阴交、太白、足三里、丰隆、肺俞、厥阴俞、心俞、中脘、膻中、曲池、鸠尾、乳根、神门、曲泉、郄门等穴位。

这些穴位多半是针对高血压、冠心病等心血管系统疾病选择的,有的则是根据健脾化湿、疏肝利胆、宽胸理气的原则取穴。有的以单穴位为主,有的以辨证取穴为主,有的针、灸并用或用电针,有的以埋线为主。

3. 艾灸降脂法 取神阙、双侧足三里穴,用清艾条温和灸,每穴每次10分钟,隔日1次。适用于高脂血症的老年前期及老年期者温补脾肾,活血化瘀。

神阙穴,为生命之根源,属丹田所在部位的穴位之一,灸之能温补肾阳,活血化瘀。足三里穴为胃经合穴,灸之能补益脾胃,化痰涤浊,又能补益先天。两穴合用,针对病因治其标,培补脾肾固其本。如此标本同治,先后天并调,故能收功。从而体现了灸法对机体调整作用的优势,以"调"达治,调动自身调整功能,使脂代谢诸指标之间达到良性双向调整效应。

艾灸前后对老年前期、老年期高脂血症患者血脂研究表明,艾灸能明显降低总胆固醇、三酰甘油的含量,且艾灸以后发病者占全部受检人次的百分比下降。前后对比有非常显著的意义,且不同类型的高脂血症的脂含量都得到有效改善,显示出艾灸调脂的良好作用,展示了艾灸调脂防衰延寿的广阔研究与应用前景。

4.隔药饼灸降脂法　运用传统的艾灸疗法配以穴位敷药,通过穴位艾灸,药物渗透的综合作用可达到降脂目的。

隔药饼灸降血脂的作用,主要是通过穴位、艾灸、药物等综合协调作用,而达到通其经脉,调其气血,使阴阳归于相对平衡,脏腑功能趋于调和,从而影响了血清脂质及脂蛋白代谢并调节其比例,使 HDLC,Apo B 含量下降,HDLC 趋于上升,使脂蛋白代谢恢复新的平衡。

高脂血症组采用自制艾炷隔药饼。药饼制作:将药物碎成粉末用醋调匀,制成直径 2～3 厘米、厚 1 厘米、重 2.5 克的圆形薄饼分别放置穴位上,然后将用纯艾绒制成的小艾炷放置药饼上开始施灸,分两组取穴,即天枢、巨阙、丰隆为第一组,心俞、肝俞、脾俞为第二组,两组穴位隔日交替进行治疗。

其他穴位降脂法

1.穴位埋线降脂法　取 3～5 号铬制医用羊肠线,剪成长 2～3 厘米的小段,然后将其从腰穿针的尖孔插入穿刺针内,对准局麻后的足三里,垂直刺入 5 厘米左右,要求针感传至外踝、足背,然后将针芯边往深处推,针头边往浅处提,将羊肠线埋入穴位中。

2.激光穴位照射降脂法　有学者用激光进行穴位照射治疗高脂血症。以氦氖激光纤维光针仪直接置于内关穴上,两侧交替照射,1 次/天,每次 15 分钟,10～20 次为 1 疗程,治疗前后有非常显著的差异。

还有用低热量氦-氖激光血管内照射同时配合中药治疗高脂血症 80 例与单纯中药治疗 40 例相对照。治疗组采用氦-氖激光正中静脉或贵要静脉内照射,每次照射 60 分钟,1 次/天,10 次为 1 疗程。两个疗程后检查治疗组

TC,TG 和临床症状较对照组明显改善,且治疗组血脂无反跳升高现象。心脑血管发病率在治疗 6 个月后随访,治疗组和对照组发生脑卒中和冠心病各 3 例,说明低热量氦-氖激光血管内照射对高脂血症有较好疗效,且不良反应小,心脑血管发病率低。

3.耳穴针刺和贴压降脂法 根据患者的症状分别选耳穴交感、胃、肺、神门;脾、饥点、胃、交感;肺、饥点、交感、内分泌。将制备好嵌有王不留行籽的耳穴压片贴敷于一侧耳穴,经过 1~2 天后再换至对侧耳穴,交替刺激两耳。患者每次就餐前,自己用手按压耳穴压片 5 分钟左右。

或者取双侧神门、内分泌、皮质下、肾上腺、心、脑点、肝、胆,用王不留行籽贴压,每日多次按压,4 贴 1 次,8 次为 1 疗程,具有活血化瘀作用。治疗 1 周后,体重开始减轻,治疗后 TC,TG 均有下降趋势。经过 28 例的临床观察,耳压治疗时间越长,疗效越好。

指压推拿降脂疗法

1.指压降脂的原理 高脂血症、肥胖症是血脉中的病症,高脂血症为血中之痰浊。痰浊之血为污秽之血,其临证表现为血脉不畅,气滞血瘀,痰阻脉络等经络气血运行失常。通过大量的临床和实验观察,运用指压、针刺等刺激人体体表一定穴位,发挥相应经络的作用,可促使血脉流畅,血脂降低。随着肥胖症、高脂血症患者的增多,人们对其治疗的需求也日渐增加。

国内有关研究表明,指压、针刺治疗肥胖症、高脂血症具有安全、无不良反应、疗效显著且持久等优点,它符合国际上对减肥方法的要求,即不产生厌食、腹泻、体力下降等不良反应,是值得推广的治疗肥胖症、高脂血症的好方法。

2.指压降脂方法 指压疗法是指用手指(或助以掌中型指压棒、便携型指压棒等)按压人体腧穴部位,以刺激经络、脏腑,达到防治相关疾病的一种传统简便外治方法。指压疗法中,是以指"压"为基础,并延伸有扪压法、捏压法、切压法、揉压法,以及点冲法、叩法、循法等多种操作方法。

(1)扪压法 扪压法是指用手指指端在选穴上较重按压的一种方法。

扣压法可用单指(一般是用拇指或中指的指端在穴位上进行扣按)来操作,称为单指扣压法;用双指(即双手的单指并用)来操作,称为双指扣压法。单指扣压法常用于腹、背部及四肢部穴位,如中脘、合谷、足三里等穴;双指扣压法常用于头面颈项、腹部、背部穴位,如风池、阳白、太阳、四白、天枢及背俞穴等。扣按时,指端紧紧按压皮肤及皮下组织,通过指端将扣按时产生的作用力深入透达到穴位深处,使患者产生酸、麻、重、胀、热、蚁行、微痛等感觉,与针刺穴上时产生的"得气"感有部分相似。扣压法在操作中应根据患者的体质、年龄、病情等不同而施以不同的压力,以产生"得气"感作为压力适度的标准。扣压法的操作时间较长,每个穴位一般应扣按数分钟左右,具体操作时还应根据病情、病程、主穴、配穴及部位的不同,采取灵活变通的方法进行治疗。扣压法适用的穴位较多,且以肌肉丰厚及部位平坦处的穴位最为常用,由于一般用力较重,机体受到的刺激量亦较大,所以扣压法具有行气活血、消积导滞、化瘀破结、通经舒络、调整脏腑等诸多功能。

(2)捏压法　捏压法是指用两个手指对称用力捏压穴位的一种操作方法。它具有活血化瘀、通络导滞、行气止痛、调整脏腑等功能。捏压法多用于四肢部穴位,如曲池、合谷、外关、内关、太溪、太冲等穴。捏压操作时,既可用拇、食指,也可用拇、中两指,一般以拇指指端按压在某一穴位上,食指或中指置于该穴的上下方或左右方相对应处。两指同时对称用力捏压。若想同时捏压两个穴位,则食指或中指的指端必须准确按压在另一穴位上,这时便可同时刺激两个穴位。

(3)切压法　切压法是指用拇指、食指或中指指甲切按穴位的一种操作方法。俗称爪切法。切压法多用于头面、手足部及皮肉浅薄处的穴位,如在治疗高脂血症时中医分型选穴诊治的内关、解溪、内庭等。切压法具有导滞通络、镇痛消炎等功效。切按时用力须轻柔缓慢,逐渐加大切压力,以患者能耐受为度。切压法既可单手爪切,亦可双手爪切,但切按时应尽量避免切压处产生疼痛,如确需加大刺激量者,可在穴位上反复切按多次,不断积累刺激量。

(4)揉压法　揉压法是指用手指的末端在穴位上作环形揉按的一种操作方法。揉压操作时,指端压在穴位的中心点上,且以穴位中心为圆心做环形揉转。医者手指的末端不可离开被压穴位的皮肤。手指犹如"吸附"在穴位上,连同皮肤及皮下组织做小范围转动。揉压法中,以揉转 1 圈为 1 次,揉按频率可快可慢,一般以每分钟 60 次为宜,每次揉按 2~3 分钟。由于病情不同,揉按的频率及每次揉按的时间均不同,并且还与所选穴位在治病处方中所处的地位有关,主穴揉按的时间应长些,配穴揉按的时间相对较短些。揉按穴位的面积一般以穴位点为圆心、直径 1.5 厘米左右为宜。

揉压法可用中指或拇指来操作:①中指揉压法。使用中指揉按时,中指伸直,食指和无名指端抵住中指远端指关节附近,拇指端抵住中指远端指关节的掌面,这种揉压法姿势可在左、右、内三面加强中指的力量。中指指端则抵于穴位处。②拇指揉压法。使用拇指做揉按时,拇指伸直,其余四指屈曲,四指尖微屈向掌心,指掌空虚,作握空拳状。或可将其余四指伸直,拇指抵住所选需揉压的穴位。

揉压法的刺激强度较轻,单就揉压法本身而言,在其操作中还有轻、较轻、中、较重、重等程度之分。一般来说,轻症、表证或者老幼及体弱者手法宜轻或较轻;重症、里证或者青壮年及体壮者手法宜较重或重;病情轻重、表里不明显及体质一般者手法可用中等强度。

3. 穴位推拿降脂 自人体面部起重点穴位,从上至下,自前往后进行推拿,有升阳降阴,振奋十四经络之气,打通全身经脉的作用。

揉睛明 20~30 次,摩眼眶 10 圈,按印堂 30 次,揉太阳 20~30 次,分推前额 10~20 遍,推迎香(沿鼻两侧上推)10~20 次,揉耳捏耳 30~40 次,推听宫(中指在耳前、食指在耳后,反复上推)20~30 次,指击头部(两手下指微屈,叩击头部)40~50 次,揉百泉 30~50 次,上推面颊 20~30 次,弹风池(揉擦大椎及肺俞)各 20 次。按揉脾俞及肾俞各 30~40 次,捶擦腰骶至腰热(先握拳捶,再反复下擦,继揉膻中)20~30 次,按摩中脘(两手重叠先逆时针再顺时针,各按摩 50~60 次),下推气海 50 次,擦胸部(两手配合呼吸先擦胸,再斜擦小腹)各 20~30 次,拿按肩井及肩胛 20~30 次,按揉尺泽、手三里,对拿外关及合谷各 20~30 次,捻搓手指,每指 3 遍,擦上肢,内外侧各 5~7 遍,下肢还须点风市,指尖叩击点 10~30 次,拿按血海、阴阳陵,按揉足三里、三阴交各 20~30 次,拳击下肢、搓下肢各 7~10 次。

4. 拍打揉腹降脂 采用循经摩擦、拍打,握捻手、足、肩、臂脂肪堆积处皮肤的方法,以达到祛除脂肪的目的。

用鬃毛刷、毛巾或手掌在脂肪丰厚处摩擦,时间不限。用毛刷或手掌沿足少阴肾经——大小腿内侧至足心部位,来回做5次螺旋状摩擦,再由小腹向胸部沿肾经支脉循行部位摩擦。支脉循行线由会阴上经腹(正中线旁开1.5厘米),走胸(正中线旁开2厘米),止于俞府穴。将左手甩到背后用手背拍打右肩10次,再用右手背拍打左肩10次;用左手从右臂内侧拍打至颈部10次;再用右手拍打左臂内侧至颈部10次,可消除肩臂部脂肪。用左手握、捻右肩、臂脂肪丰满处10次,再用右手握、捻左侧10次;然后向前、向后旋转双肩各10次,可消除肩臂部脂肪。

然后平躺在床上进行揉腹。右手在下,左手在上,绕肚脐顺时针揉,稍用点力揉60次;然后左手在下右手在上逆时针揉60次。范围是顺时针由中间向外至整个腹部,逆时针时再由外向中间揉。

5. 足部按摩降脂　足部按摩疗法是依据生物全息理论创立的又一方法,除了对颅内疾病中脑挫裂伤、外伤性颅内血肿、脑脓肿、脑血管疾病急性期等不宜用外,对高脂血症的许多症状都有十分显著的减轻和治疗作用。

足部按摩疗法易记易学,因为反射区分布有一定的规律。我们把双脚并拢,在双脚上就有与全身几乎完全相应的投影:十趾为头,足根为股,脚底为腹,脚面为胸,脊柱在足后背,左右脚底内侧正好依次对应颈椎、胸椎、腰椎、尾椎,最后为尾骨;鼻子在中央,两眼在第二、三趾,两耳在第四、五趾。人体为立体,各相应反射区亦为立体,有大小、上下、深浅、左右之分。知道以上规律,便于依脏器之位置,准确寻找相应反射区之所在。

逐步按摩可调节中枢神经系统的兴奋抑制过程,促进局部血液循环和淋巴回流,改善皮肤营养,减轻肌肉萎缩,提高患者的免疫功能。按摩需医护人员进行,如果能教会家属掌握按摩要领则更好。通常可用拇指揉摩、捻摩或用拇指或手掌根部进行揉按或用肘关节揉背,用手捏拿跟腱,根据部位不同采取不同手法。揉摩适用于患者头面部,捻揉适合于指关节,揉按常用于肩背部。对痉挛性瘫痪,按摩手法要轻,以降低中枢神经系统的兴奋性;对弛缓性瘫痪手法宜重,以刺激神经活动过程的兴奋性。按摩时间每处5分钟,每日1次。

需要注意的是,足部有外伤、疮疖、脓肿,治疗时应避开患处。可在另一只脚的相同部位或同侧手的对应部位进行按摩。空腹或饭后1小时内,不要按摩治疗。治疗时应避开骨骼突起处,以免挤伤骨膜,造成不必要的痛苦。老年人骨骼变脆,关节僵硬;儿童皮薄肉嫩,骨骼柔细,在按摩时均不可用力过度,以免造成损伤,以用指腹施力更好。

沐浴、磁疗降脂法

1.沐浴降脂疗法 温泉疗法是利用温泉水来防治疾病的一种方法。温泉水是具有医疗价值的地下水,由于它含有一定量的无机盐,或具有较高的温度,或者兼而有之因此温泉水对人体的多种疾病能起到一定的治疗作用。

温泉水对人体有非特异性和特异性两方面的作用。非特异性是指温泉水温、水压等对人体的物理作用,比如,温热(一般在25℃以上)的泉水,可使毛细血管扩张,促进血液循环;而水的机械浮力与静水压力作用,则可起到按摩、收敛、消肿、止痛之效能。温泉的特异性作用则是指泉水的无机盐的化学作用,大多数温泉水中都含有锗、硅、铂、锰、锌、碘、硒以及碳酸盐、硫酸盐、硫、铅、铁、氟、硼等无机盐,对防病治病均有一定效果。不同的温泉有不同的治疗作用,所以人们一般按其所含化学成分和水温高低对温泉水分类。

高脂血症患者可多选用氢泉和氯化钠泉。进行氢泉浴时,水温以34~37℃为宜。每日1次,每次10~20分钟,15~20次为1个疗程。为了使氢与皮肤更多地接触,可使水不断流动,要求患者用手轻微划动池水,划水活动不宜剧烈,以免氢气逸散。

2.磁疗降脂法 磁疗降脂抗动脉粥样硬化作用与调整某些脂肪代谢酶的活性,促进脂肪分解,改变胆固醇的分子构型,使其不易沉积在血管壁上等因素有关。

临床研究证明,用穴位磁片贴敷法、磁带法、磁椅法治疗高脂血症和高血压病后,绝大部分患者的血清胆固醇、三酰甘油、低密度脂蛋白均有较明显的下降。苏联科学家用谱振电路弹性磁片(大小为200毫米×200毫米×4毫米)放在患者肝区投影部位,每天治疗30~40分钟,20天为1个疗程,1年内进行2~3个疗程,总有效率高达95%。其中三酰甘油和低密度脂蛋白分别下降7.5%和12.5%,总胆固醇下降9.8%,同时患者的血液流变学内容也得到改善。

磁疗降脂的临床效果一般可稳定维持 1～1.5 个月,若与体育锻炼、改善饮食结构相结合则可延长。

中西结合的中成药降脂

正脂丸

【组成】

白术、泽泻、山楂、绞股蓝。

【主治】

补益、利水渗湿,主要用于治疗脾胃两虚型高脂血症,症见消化不良、疲乏无力、虚胀泄泻、水肿。有降低三酰甘油、总胆固醇、低密度脂蛋白,提高血清中高密度脂蛋白含量、改善动脉粥样硬化的作用。

【用法】

每次 1 丸,每天 1 次,疗程 2～3 个月。

丹田降脂丸

【组成】

丹参、三七、川芎、泽泻、人参、当归、首乌、黄精。

【主治】

利水渗湿,活血祛瘀,主要用于治疗血行不畅或气血瘀滞型高脂血症和脾肾两虚型高脂血症,症见形体肥胖、排尿不利、水肿、泄泻等,有降低三酰甘油与总胆固醇水平的作用。

【用法】

每天 3 次,每次 1 丸,疗程 3 个月。

脂可清胶囊

【组成】

葶苈子、黄芪、茵陈、山楂、泽泻、大黄、木香。

【主治】

利水渗湿,补益,适用于治疗湿热蕴结型高脂血症,症见黄疸尿少、湿疹瘙痒和气虚所致,有降低三酰甘油、总胆固醇、低密度胆固醇的作用,疗效优于口服烟酸肌酯。

【用法】

每次1粒,每日3次,疗程1个月。

降脂中药片

【组成】

太子参、首乌、草决明、生蒲黄、生荷叶、姜黄、郁金。

【主治】

补益清热,用于治疗气虚痰盛型高胆固醇血症,症见头痛眩晕、目暗不明、大便秘结,有降低总胆固醇、降低三酰甘油的作用。

【用法】

每次2片,每日3次,疗程2~3个月。

复方明星片

【组成】

决明子、制南星、山楂。

【主治】

清热、行气,用于治疗积滞型高脂血症,能消食化积、活血散瘀、行气健胃、祛脂减肥,可显著降低三酰甘油与总胆固醇的水平。

【用法】

每日 3 次,每次 2 片,疗程 1~2 个月。

莪黄降脂片

【组成】

姜黄、黄精、玉竹、大黄、山楂、石菖蒲、柴胡。

【主治】

解表、化湿、泻下。其主要用于治疗瘀热积滞型高脂血症,症见腹壁肥厚,胸肋苦满显著,新奇亏虚,湿蒙清窍型形体肥胖、神志混乱、健忘、胸腹胀满等,有逐瘀通经、降脂减肥、降低三酰甘油与总胆固醇水平的作用,疗效明显优于口服烟酸肌酯。

【用法】

每次 2 片,每天 2 次,疗程 1 个月。

安脂舒胶囊

【组成】

何首乌、蛰虫粉等。

【主治】

降脂补肾,适用于肾亏型形体肥胖者。本品可明显降低三酰甘油、总胆固醇水平,增高高密度脂蛋白水平,具有抗血栓的作用。

【用法】

每次 2 粒,每天 3 次,疗程 1 个月。

脉脂宁胶囊

【组成】

何首乌、枸杞子、冬虫夏草、藏红花酒、大黄、泽泻、石菖蒲、大皂荚、姜黄。

【主治】

补益、泻下。本品用于治疗瘀热积滞型气滞血瘀型高脂血症,有祛热通便、凉血解毒、逐瘀通经、降脂减肥的作用。

【用法】

每次 2 粒,每天 3 次。

黄炭降脂片

【组成】

大黄、女贞子、泽泻、山楂、三七。

【主治】

适用于治疗痰瘀互结型高脂血症,有活血化瘀、健脾利湿的作用。

【用法】

每日 3 片,每日 4~6 次。

益寿调脂片

【组成】

黄芪、丹参、枸杞子、何首乌、大蒜。

【主治】

温里补益,适用于治疗气虚血瘀所致的高脂血症、脾胃虚寒型肥胖症。可降低血清总胆固醇、三酰甘油水平,升高血清高密度脂蛋白,调脂,抗脂质过氧化,清除氧自由基。

【用法】

每次 2 片,每天 3 次。

三仙降脂胶囊

【组成】

决明子、蒲黄、泽泻。

【主治】

清热渗湿，用于治疗脾肾两虚型高脂血症。症见目赤涩痛，畏光多泪、头痛眩晕、目暗不明、大便秘结、形体肥胖、胸腹胀满、排尿不利、水肿、泄泻等。本品有降低血清总胆固醇、三酰甘油、升高血清高密度脂蛋白的作用。

【用法】

每次 3 粒，每天 1 次。

降脂化浊片

【组成】

丹参、海藻、何首乌。

【主治】

补益，适用于治疗肾亏型形体肥胖和气虚痰盛型高脂血症，有降低血清总胆固醇、三酰甘油、升高血清高密度脂蛋白的作用。

【用法】

每次 3 片，每天 2 次。

四味天山丹

【组成】

天竺、黄山楂、丹参、泽泻。

【主治】

适用于治疗痰瘀互结型高脂血症，有活血化瘀、祛湿除浊的作用。

【用法】

每片0.5克,每日3次,每日4片。

化脂灵

【组成】

水蛭、蛰虫、益母草、五加皮、黄芪、山楂、泽泻、何首乌。

【主治】

适用于治疗气滞血瘀型高脂血症,有疏肝行气之作用。

【用法】

每丸含生药9克,每日2次,每次1丸,饭后半小时服。

降脂化瘀丸

【组成】

泽泻、葛根、何首乌、丹参、荷叶、决明子、姜黄、玉竹。

【主治】

适用于治疗痰瘀互结型高脂血症,有清热化痰、祛瘀通络的作用。

【用法】

每粒0.5克,每日3次,每次3粒,凉开水送服。

清脉降脂丸

【组成】

丹参、决明子、泽泻、何首乌、生山楂。

【主治】

适用于治疗痰瘀互结型高脂血症,有利湿化痰、行气活血的作用。

【用法】

每日3次,每次6克,饭后服。

活血降脂胶囊

【组成】

丹参、生山楂、何首乌、葛根、赤芍药、当归、枸杞子、桃仁、红花。

【主治】

适用于治疗气滞血瘀型高脂血症,有活血化瘀的作用。

【用法】

每粒0.3克,每日3次,每次5粒,温开水送服。

 ## 天山丹

【组成】

天竺、黄山楂、丹参、泽泻。

【主治】

适用于治疗气滞血瘀型高脂血症,有清热利湿、活血化瘀的作用。

【用法】

每片0.5克,每日3次,每次4片。

芪蛭祛脂丸

【组成】

生黄芪、丹参、山楂、何首乌、水蛭、红花、皂荚、明矾、葛根、薏苡仁。

【主治】

适用于治疗气滞血瘀型高脂血症,有活血祛瘀、健脾化痰的作用。

【用法】

每日1剂,分3次空腹吞服。

消脂护肝胶囊

【组成】

泽泻、山楂、黄芪、决明子、赤芍药、郁金、金钱草、柴胡。

【主治】

适用于治疗气滞血瘀型高脂血症、脂肪肝,有疏肝理气、活血化瘀的作用。

【用法】

每日 3 次,每次 3 粒。

心血宁片

【组成】

葛根提取物、山楂提取物。

【主治】

活血化瘀,通络止痛。用于心血瘀阻、瘀阻脑络引起的胸痹,眩晕,以及冠心病、高血压、心绞痛、高脂血症等见上述证候者。

【用法】

口服,每次 4 片,每日 3 次,或遵医嘱。

乐脉颗粒

【组成】

丹参、川芎、赤芍药、红花、香附、木香、山楂。

【主治】

行气活血,化瘀通脉。用于气滞血瘀所致的头痛、眩晕、胸痛、心悸;冠心病、心绞痛、多发性脑梗死等见上述证候者。

【用法】

开水冲服,每次 1~2 袋,每日 3 次。

通脉降脂片

【组成】

笔管草、川芎、荷叶、三七、花椒。

【主治】

降脂化浊,活血通脉。用于治疗高脂血症,防治动脉粥样硬化。

【用法】

口服,每次 4 片,每日 3 次。

舒心降脂片

【组成】

紫丹参、荞麦花粉、山楂、虎杖、葛根、红花、薤白、桃仁、鸡血藤、降香、赤芍药。

【主治】

活血化瘀,通阳降浊,行气止痛。用于气血痰浊痹阻,胸闷心痛,心悸失眠,脘痞乏力,冠心病、高脂血症等见上述表现者。

【用法】

口服,每次 3~4 片,每日 3 次。

抗栓保心片

【组成】

丹参、白芍、刺五加、郁金、山楂。

【主治】

活血化瘀,通络止痛,益气降脂。用于气血瘀滞所致的胸闷、憋痛、心悸等症及冠心病、心绞痛、心律不齐、高脂血症等符合上述证候者。

【用法】

口服,3~4 片/次,3 次/日,饭后服用。

三参降脂液

【组成】

刺五加、何首乌、泽泻、黄芪、生晒参、石菖蒲、丹参、三七。

【主治】

补气活血,化痰降脂。用于冠心病引起的胸闷、胸痹、心痛气短及高脂血症。

【用法】

口服,每次 20 毫升,每日 2 次。

冠脉宁片

【组成】

丹参、没药(炒)、鸡血藤、血竭、延胡索(醋制)、当归、郁金、何首乌(制)、桃仁(炒)、黄精(蒸)、红花、葛根、乳香(炒)、冰片。

【主治】

活血化瘀,行气止痛。用于以胸部刺痛、固定不移、入夜更甚、心悸不宁、舌质紫暗、脉沉弦为主症的冠心病、心绞痛、冠状动脉供血不足。

【用法】

口服,每次 3 片,每日 3 次或遵医嘱。

脂可清胶囊

【组成】

葶苈子、山楂、茵陈蒿、黄芩、泽泻、大黄、木香等。

【主治】

宣通导滞,通络散结,消痰渗湿。用于痰湿证引起的眩晕、四肢沉重、神疲少气、肢麻、胸闷、舌苔黄腻或白腻等症,临床见于高脂血症。

【用法】

口服,每次 2～3 粒,每日 3 次,30 日为一疗程。

民间常见降脂中草药

何首乌

何首乌对血脂和动脉粥样硬化等均具有特殊作用。何首乌含有的二苯烯化合物能显著降低患者血清中总胆固醇水平。

研究表明,何首乌卵磷脂的作用机制可能与其在体内转移为有较强抑制血小板聚集活性的溶血卵磷脂和多价不饱和脂肪酸的卵磷脂(EPL),增强血管壁胆固醇酯酶活力及抑制使胆固醇脂化的乙酰辅酶 A 胆固醇酰基转移酶活力有关。何首乌卵磷脂进入血液,可除掉附着在血管壁上的胆固醇。从而降低血脂和减少动脉粥样硬化,起到治疗高脂血症、冠心病、高血压病等病症的作用。

泽泻

泽泻含泽泻醇及乙酸脂等三萜类成分,还含有植物血细胞凝集素类物质泽泻素、大量的卵磷脂、少量的生物碱、天冬素和植物类固醇等,有良好的降血脂作用。

山楂

药用其干燥成熟果实。味酸、甘,性微温。山楂果实含山楂酸、苹果酸、枸橼酸、咖啡酸、内脂、脂肪、金丝桃苷、解脂酶、鞣质、蛋白质、槲皮素、核黄素、胡萝卜素、糖类及维生素类等多种成分。药理研究发现,家兔连服山楂制剂3周后,血清胆固醇显著下降。山楂与菊花、丹参、元胡、金银花、红花、麦芽等配伍,可用于治疗高脂血症、高血压、冠心病所致的胸闷隐痛。

山楂代茶,日服数次,经常饮用,可消食化积,活血散瘀,行气健胃、祛脂减肥。适用于治疗积滞型高脂血症,有增加心脏收缩功能及增强冠状动脉血流、降低血清胆固醇及血脂等作用。需要注意的是,有胃病的患者慎用。

人参

现代研究表明,人参具有明显的降脂及抗动脉粥样硬化作用,人参皂苷可促进正常动物的脂质代谢,使胆固醇及血中脂蛋白的生物合成、分解、转化、排泄加速,最终可使血中胆固醇降低,而当动物发生高胆固醇血症时,人参皂苷均能使其下降。

红参粉末也能降低高胆固醇血症动脉粥样硬化指数。人参茎叶皂苷和人参多糖对高脂血症大鼠也有降血脂作用。研究结果还表明,人参皂苷使糖尿病患者的血糖、血清三酰甘油、极低密度脂蛋白、游离脂肪酸、非酯化脂肪酸、总胆固醇及酮体降低。

绞股蓝

现代研究表明,绞股蓝能降血脂、降血压、增加冠状动脉和脑血流量,在防治动脉粥样硬化症、高血压病、冠心病、脑卒中、糖尿病以及肥胖症等方面疗效显著。

绞股蓝总皂苷能显著降低低密度脂蛋白(LDL)和极低密度脂蛋白(VLDL)含量,升高高密度脂蛋白(HDL)和HDL/LDL的比值。临床研究中,用绞股蓝冲剂对42例高脂血症患者治疗1个月,血清胆固醇和三酰甘油明显降低,高密度脂蛋白胆固醇有所提高。

枸杞子

现代研究表明,枸杞子有降血脂作用,并有保肝、护肝以及抗脂肪肝作用。饭后 30 分钟口服降脂冲剂(含枸杞子、女贞子、红糖),每日 2 次,4~6 周为 1 个疗程,共治疗高脂血症患者 406 例。对伴高血压病、糖尿病、冠心病等并发症者,可同时服用原治疗药物。经口服降脂冲剂后,血总胆固醇及三酰甘油下降 0.226 毫摩/升、β 脂蛋白下降 0.5 克/升者为有效,否则为无效。治疗结果表明,本品对各种高脂血症均有极显著疗效,其降三酰甘油及脂蛋白疗效与安妥明相似,降胆固醇的疗效优于安妥明,且无安妥明的诸多不良反应。

三七

三七不仅是止血活血药,而且还是降脂保健补益妙品。三七的价格远低于人参,却在心血管疾病防治等方面优于人参,因而在膳食保健方面的应用前景是很广阔的。由于三七的主要药理作用是补血强壮,可增强体质而不增加体重,更为现代文明病患者所乐于接受,可实际运用于日常的食疗餐饮之中。

有临床研究报道,用生三七片或三七冠心宁治疗 57 例高脂血症,其降胆固醇及降三酰甘油效果与降血脂药安妥明相比不仅治疗有效,且无安妥明引发的肝功能受损或丙氨酸氨基转移酶升高的不良反应。

陈皮

陈皮含橙皮苷、川陈皮素、柠檬烯、α 蒎烯、β 蒎烯、β 水芹烯等。陈皮具有降血脂和防治动脉粥样硬化作用。陈皮所含有的橙皮苷对实验性高脂血症兔,有降低血清胆固醇作用,并能明显地减轻和改善其主动脉粥样硬化病变。柑橘栽培变种的果皮亦作陈皮入药;其未成熟果实的外层果皮亦入药,药材称为"青皮",能疏肝理气、消积化滞。

 虎杖

　　药用其根,性微温,具活血通经、利湿功能,传统用于治疗风湿、痹痛、黄疸、闭经、痛经等。据现代药理研究证明,虎杖含蒽醌类化合物和黄酮类多种成分,从其根茎中可提取具有降血脂成分的白藜芦醇苷等。有关实验证明,虎杖有降低胆固醇和三酰甘油的作用。

　　虎杖所含大黄素成分,可减少外源性胆固醇过多进入体内,有明显的降脂作用。

　　实验发现,虎杖的有效成分藜芦酚葡萄糖苷能降低血脂,治疗高脂血症,特别是治疗三酰甘油血症患者效果较好。它还可部分抑制高脂饮食引起的患者肝中脂质过氧化物(LPO)的沉积,并能降低肝损害引起的氨基转移酶升高;还能降低血压,扩张冠状动脉血管等。

姜黄

　　药用其根茎,味苦辛,性温,归肝、脾二经。姜黄的主要成分含挥发油,例如姜黄精、去氢姜黄精、姜烯等。姜黄能宣通血中之气,使气行而血不壅滞,且有通经止痛之功效。姜黄能增加胆汁形成和分泌,使粪便中排泄的胆酸和胆固醇增加。虽然姜黄促进胆汁分泌的作用较弱,但较持久。姜黄有降胆固醇、三酰甘油及脂蛋白作用,并能使主动脉中胆固醇、三酰甘油含量降低。实验研究发现,姜黄乙醚提取物、姜黄醇提取物以及挥发油、姜黄素等都有降低血胆固醇、三酰甘油和脂蛋白的作用,以降三酰甘油最为显著;其中尤以醇提物及姜黄素的作用最为明显,且对血小板聚集有抑制作用,姜黄素还有增加纤溶活性的作用。但姜黄有兴奋子宫的作用,能使子宫收缩,怀孕妇女慎用。

冬虫夏草

冬虫夏草对脂代谢有显著的影响,口服虫草粉或虫草菌粉,均可明显降低血清胆固醇含量。实验发现,冬虫夏草醇提液及发酵虫草菌皮下注射能显著降低高脂血症血清胆固醇和三酰甘油含量,对正常人群血清胆固醇含量也有降低作用。皮下单次注射虫草菌醇提取液2.5克/千克,实验观察,除具有降低胆固醇作用外,还可明显降低血浆脂蛋白。

 ## 丹参

现代中药研究结果显示,丹参对血脂和动脉粥样硬化具有特定的作用。丹参注射液可使部分患者的胆固醇下降。有资料报道,对实验性动脉粥样硬化,丹参组与对照组的主动脉粥样硬化面积差异极显著。主动脉壁胆固醇的含量丹参组显著低于对照组,丹参组的三酰甘油、高密度脂蛋白、低密度脂蛋白均显著低于对照组。复方丹参对高脂血症血清胆固醇、中性脂肪、β脂蛋白亦有明显的降低作用,而且丹参及白花丹参能抑制冠状动脉大分支粥样斑块形成。

蒲黄

蒲黄的有效成分具有较好的降脂作用和防治动脉粥样硬化作用。蒲黄中的不饱和脂肪酸及槲皮素均有降低血脂和防治动脉粥样硬化的作用。

蒲黄的降血脂作用还与其激活巨噬细胞功能有关。临床观察发现,蒲黄有良好的降低总胆固醇、升高高密度脂蛋白胆固醇、降低血小板黏附和聚集性的作用(比每日服300毫克阿司匹林效果好),同时对血管内皮细胞有保护作用,并能抑制动脉粥样硬化斑块形成。

大黄

　　大黄中含有大黄素、大黄酸、大黄酚、大黄素甲醚等蒽醌衍生物,具有降低血压和胆固醇等作用。大黄的活性物质白藜芦醇能抑制胆固醇吸收;大黄中的儿茶素等能降低毛细血管通透性,增加内皮致密性,限制有害脂质的进入,从而降低血液黏滞度,提高血浆渗透压,这种稀释血液的功能,可以减少脂质的沉积。大黄还能增加胆汁分泌,促进胆汁排泄,使胆固醇在肠内被还原成类固醇排出体外的数量增加。

　　临床给高脂血症患者口服大黄粉,每次0.25克,每日4次,1个月为1个疗程,降低胆固醇有效率为84%,三酰甘油也有一定程度下降。生大黄有攻积通便,活血化瘀作用,所以,尤适用于偏实证及大便干结的高脂血症患者。大黄具有降血脂和减肥作用。大黄所含的大黄多糖可使蛋黄及高脂饲料诱导的高脂血症小鼠血清和肝脏总胆固醇、三酰甘油明显降低。有学者认为,这可能与厌食和缓泻有关。

灵芝

　　药用其籽实体,性温,味甘、淡。灵芝含甾醇、生物碱、蛋白质、多糖、氨基酸、酶类等,具益精气、强筋骨之功效,主治精神疲乏、心悸失眠、高血压、高胆固醇血症、脑血管硬化等。现代研究表明,灵芝能调节神经系统功能、增进冠状动脉血流量、加强心肌收缩能力、降压降脂、促进血红蛋白的合成、保护肝细胞、提高机体免疫功能的作用。灵芝能明显地减轻实验性高脂血症,对动脉粥样硬化形成也有一定的抑制作用。临床应用降胆固醇有效率为84%~86%,降三酰甘油的有效率达50%~71%,适用于老年虚证高脂血症。

红花

红花中含有红花苷、红花油、红花黄色素、亚油酸等,其有扩张冠状动脉、降低血压以及降低血清总胆固醇和三酰甘油的作用。成人用量为每日3次,每次20毫升,可拌菜服用,连续4～5个月,降胆固醇有效率为72%。

女贞子

女贞子有降胆固醇及三酰甘油的作用,并有降血糖及降血脂和抗动脉粥样硬化作用,其含有的齐墩果酸可加快血小板流动,减弱血小板之间的碰撞,使之不易粘连和聚集,更不易在血管内膜沉积,减缓或防止血栓形成,又可降低脂质内膜的沉积,为防治老年人的血栓性疾病提供了部分实验依据。

黄芩

本品味苦性寒,归肺、胃、胆、大肠经,含黄芩苷原、黄芩苷、汉黄芩素、汉黄芩苷、黄芩新素、苯甲酸、β 谷固醇等。黄芩清热燥湿、泻火解毒、凉血止血、除热安胎,主治湿温暑温、湿热痞闷、黄疸泻痢、肺热咳嗽、热病烦渴、痈肿疮毒、咽喉肿痛、血热吐衄、胎热不安。黄芩煎剂在体外有较广的抗菌谱,对伤寒杆菌、痢疾杆菌、绿脓杆菌、百日咳杆菌、葡萄球菌、链球菌、肺炎链球菌、脑膜炎双球菌等均有抑制作用。对流感病毒、钩端螺旋体及多种致病真菌亦有抑制作用。此外,还有解热、降压、利尿、镇静、利胆、保肝、降低毛细血管通透性,以及抑制肠管蠕动等功能。黄芩苷、黄芩苷元对豚鼠离体气管过敏性收缩及整体动物过敏性气喘,均有缓解作用,与麻黄碱有协同作用。本品苦寒伤胃,脾胃虚寒者不宜使用。

决明子

药用其干燥成熟的种子。决明子性甘苦微寒,归肝、胆、肾三经,具清热、明目、润肠之功效。决明子含苷类物质,分解后产生大黄素、大黄素甲醚、大黄酸、大黄酚及葡萄糖等,还含维生素 A 类物质。实验证明,决明子能抑制血清胆固醇的升高和动脉粥样硬化斑块的形成。决明子有降低血浆总胆固醇和三酰甘油的作用,还有降低肝中三酰甘油和抑制血小板聚集的作用。有泄泻与低血压者慎用决明子制剂。

银杏叶

银杏叶中有重要药理活性作用的成分有两大类:银杏黄酮苷和银杏苦内酯。银杏苦内酯可选择性地抵抗血小板活化因子。血小板活化因子是人体内一种很强的可引发血小板聚集和形成血栓的内源性活性物质,是诱发心脑血管疾病,特别是引起脑卒中、心肌梗死的隐形杀手,危险性很高,而银杏苦内酯则是血小板活化因子的克星。

银杏苦内酯和黄酮苷两者有协同作用,可扩张血管、增加血流量,改善心脑血管循环,在缺氧情况下保护脑和心肌细胞。另外可降低血中三酰甘油,并提高高密度脂蛋白含量,提高红细胞超氧化物歧化酶的活性。故银杏叶提取物的制剂对冠心病、心绞痛、高脂血症以及脑震荡、脑外伤后遗症等患者均有较为良好的功效。

螺旋藻

药理研究发现,螺旋藻具有降血脂作用。螺旋藻所含的植物性脂肪中,80% 为不饱和脂肪酸,同时含有生物活性物质——螺旋藻多糖和 δ 亚麻酸等成分。不饱和脂肪酸在体内能降低胆固醇;δ 亚麻酸在血液中与胆固醇接触后,能使胆固醇溶解而从动脉硬化的蚀斑中溶出,将胆固醇带回肝脏后排出体外,并使血管保持清洁通畅。δ亚麻酸是一种人体必需的脂肪酸,能参与人体多种基本生理过程,其中包括调节血脂等功能。

对30名高胆固醇、轻微高血压病的男性做临床观察,在食用螺旋藻8周后,其血清胆固醇、三酰甘油均有所降低,且其皮下多余的脂肪也有所减少,此项观察是在保持原有饮食状况下进行的。德国的研究人员发现,服用螺旋藻的高脂血症患者在胆固醇降低的同时,体重也有所下降。

荷叶

荷叶具有降血脂、降胆固醇的作用,对治疗动脉粥样硬化、冠心病有效。以荷叶煎剂或浸膏治疗高脂血症,降血胆固醇有效率为55.8%~91.3%,平均下降1.015毫摩/升;三酰甘油平均下降0.865毫摩/升;脂蛋白有效率79.1%,平均下降0.83克/升,以问荆、荷叶制成的问荆荷叶片,按每日3次、每次4片量服食,降胆固醇及三酰甘油之有效率分别为86.6%、83.4%,平均血胆固醇下降1.705毫摩/升,三酰甘油下降0.675毫摩/升。另据报道,将荷叶中提取的生物碱及黄酮制成浸膏片,临床应用后有降血脂和降胆固醇的作用,用以治疗高脂血症、肥胖症等。

第5章

警惕这些相关疾病

肥　胖

高脂血症与肥胖

　　肥胖是指一定程度的明显超重与脂肪层过厚,是体内脂肪,尤其是三酰甘油积聚过多而导致的一种状态,分为单纯性肥胖和病理性肥胖两种。病理性肥胖主要是由各种疾病引起的肥胖,而单纯性肥胖又分为体质性肥胖(由于先天性体内物质代谢较慢,物质合成的速度大于分解的速度而造成的肥胖)和获得性肥胖(主要是由于饮食过量引起)。

　　肥胖症常伴有血脂异常,其血脂含量测定常显示血清胆固醇、三酰甘油、低密度脂蛋白、极低密度脂蛋白水平升高,高密度脂蛋白、高密度脂蛋白亚组分浓度降低。

　　肥胖者,尤其是40岁以后的肥胖者,其三酰甘油与VLDLc水平明显升高。腹腔内脂肪面积与三酰甘油水平呈正相关,即腹部脂肪越多,三酰甘油水平越高。腹部脂肪大量积聚,产生的游离脂肪也多。进入门脉系统后,在肝脏内合成VLDLc增加,导致血液中VLDLc浓度升高,三酰甘油含量升高。VLDLc降解减慢,使HDLc中的胆固醇与VLDLc中的三酰甘油交换增加,结果使HDLc下降,这也是易于发生动脉粥样硬化的因素之一。

　　当肥胖人胰岛素抵抗性增加时,胰岛素不能充分发挥作用,脂肪细胞中三酰甘油分解亢进,血液中游离脂肪酸水平升高,而游离脂肪酸又再进入肝脏合成三酰甘油,在脂蛋白脂酶的作用下三酰甘油又被分解为游离脂肪酸进入脂肪细胞。如此反复进行,造成不良循环。

 肥胖的主要检查项目

1.测量肥胖度　一个人的肥胖程度可由以下公式计算得出。

肥胖度=(实际体重−标准体重)÷标准体重×100%

标准体重(kg)=[身高(cm)−70]×0.6

标准体重:按照世界卫生组织推荐的计算方法计算如下:

男性:[身高(cm)−80]×70%=标准体重

女性:[身高(cm)−70]×60%=标准体重

肥胖度在±10%之内,称之为正常适中。肥胖度超过10%,称为超重。肥胖度超过20%~30%,称为轻度肥胖。肥胖度超过30%~50%,称为中度肥胖。肥胖度超过50%,称为重度肥胖。肥胖度小于−10%,称为偏瘦。肥胖度小于−20%以上,称为消瘦。

2.空腹血糖、餐后血糖、糖耐量试验　检测血糖的方法很多,常见的有抽静脉血检测血糖、快速血糖测定仪检测血糖、血糖试纸比色测定血糖等三种方法。抽取静脉血检测血糖的特点是只能在医院或门诊部进行,一般不能即时检得结果,不适合经常性血糖监测和自我血糖监测。但是要明确诊断糖尿病的时候,就必须以静脉血糖为根据。

临床上,给试验者口服一定量的葡萄糖,然后测其血糖变化,了解其胰岛素的储备功能,这就是葡萄糖耐量试验。正常人进食碳水化合物后,在消化道内被转化为葡萄糖吸收到血液中,使饭后30~60分钟血糖值达到最高峰,但不超过8.9毫摩/升。这是由于血糖升高刺激胰岛素分泌增加,使血糖迅速下降,经过90~120分钟即接近正常,说明人体对葡萄糖有很强的耐受能力,称为人体正常糖耐量。

在医学界,葡萄糖耐量试验被公认为是糖尿病诊断的金标准,它是在血糖异常增高但尚未达到糖尿病诊断标准时,为明确是否为糖尿病而采用的试验,它有75克葡萄糖耐量试验和100克葡萄糖耐量试验两类。试验方式分为注射和口服两种,一般静脉注射葡萄糖耐量试验只适用于胃切除等手术后的患者。

3. 血脂检查　血脂检查能了解肥胖者是否合并高脂血症。血脂化验主要有 4 项，即总胆固醇(TC)、低密度脂蛋白胆固醇(LDL-C)、三酰甘油(TG)和高密度脂蛋白胆固醇(HDL-C)。一般情况下医院只测 TC,TG 和 HDL-C。LDL-C 是通过公式计算出来的。计算公式是 LDL-C=TC-HDL-C-TG/2.2。只有当 TG>4.5 毫摩/升时,医院才会直接测定,因为这时的计算结果会有较大偏差。

血脂化验配合 B 超还能发现有关肥胖与脂肪肝的内在联系。

4. 肾功能检查　肾功能检查能帮助发现患者是否患有库欣综合征以及垂体肿瘤。由于人体肾脏有强大的贮备能力,在疾病早期时往往没有或极少出现征兆,诊断很大程度依赖于实验室检查。在血标本肾功能化验单上,常有血尿素氮、血肌酐、血尿素、血尿酸、尿肌酐、尿蛋白、尿素氮/肌酐比值等几项检查项目。

5. 生长激素和性激素检查　可看出减肥有否效果,而性激素检查是观察雌雄激素作用部位与肥胖关系的方法,并有利于确定减肥方案。

另还有体温、脉搏、呼吸、血压、基础代谢率等检查。

肥胖症的治疗

1. 外科手术减肥　以缩小患者胃体积为手段,达到抑制(减少)食物摄取量为目的的手术方法,包括胃分流术、胃成形术等许多方法。这类手术可以使患者体重明显、持久性地下降。但有报道说,该类手术失败率(达不到减肥效果)高达 30%~50%,在选择这类手术时一定要三思而后行。

以减少肠道长度为手段,达到减少机体对食物中热量吸收为目的的手术方法,主要有小肠分流术、小肠切除术等方法。这类手术可使患者体重明显下降,但术后各种严重并发症,如腹泻、营养不良、肝硬化、肾结石的发生率较高。

以切断腹部迷走神经前后干,达到减少胃肠道对食物和热量摄取为目的的迷走神经切除术。

以减少局部和全身脂肪数量为目的的脂肪抽吸术或脂肪分离术。

2. 药物减肥　药物治疗肥胖症,有一定作用。但必须掌握药物治疗的适应证。每种药物对不同个体反应不同,要多方面考虑,适当选择。

西药主要有芬氟拉明片、二乙胺苯酮、氯苯咪吲哚等,中药方剂则有很多,需要在医生的诊断下对症用药。

3. 调整饮食习惯　主要是调整饮食的品种类别,减少高糖类、高脂肪、高热量食物的摄入,增加新鲜蔬菜、水果以及粗粮的摄入,同时减少每天的总食物摄取量。

4. 运动减肥疗法　主要是采取增加肥胖者的运动量,消耗自身的热量,在运动中减少体重、提高身体素质。运动疗法的方式很多,从简单的慢跑、爬楼梯到太极拳等都是可选择的方式。

5. 理疗减肥　主要是采用针灸、按摩、磁疗、浴疗等方式,作为药物、手术、运动等减肥治疗的辅助疗法,以巩固减肥的效果。

脂肪肝

高脂血症与脂肪肝

高脂血症与脂肪肝具有很多相同的病因,所以往往同时存在,或高脂血症在先,脂肪肝在后。在正常情况下,肝脏中的脂类物质占肝脏湿重的4%~7%,其中三酰甘油约占一半,当肝脏中的三酰甘油异常堆积时就称之为脂肪肝。轻者肝内脂肪(即三酰甘油)约占肝湿重的10%,重者可达50%以上。脂肪肝有肥胖性脂肪肝、酒精性脂肪肝、营养不良性脂肪肝、糖尿病脂肪肝、妊娠脂肪肝、药物性脂肪肝、其他疾病引起的脂肪肝等几种,这里主要介绍肥胖性脂肪肝。

患脂肪肝后,大多数患者并没有症状,而只是在体检做血脂、肝功能和B超检查时被发现,部分患者可有全身无力、腹胀、食欲不振、肝区闷痛不适等症状。体检时可发现脂肪肝患者肝脏有不同程度的增大,边缘钝,表面光滑,可有轻度触痛,没有蜘蛛痣、肝掌和黄疸。多数脂肪肝患者血脂增高,肝功能检查可有轻度异常,如谷氨酸氨基转移酶增高,B超检查提示,有脂肪肝的改变。引起脂肪肝的原因很多,常与下列因素有关。

1.高脂肪、高糖饮食　食用高脂肪食物可使进入肝脏的脂肪和脂肪酸过多,如果超过肝脏的输出,脂肪即可沉积于肝脏。经常进食高糖饮食的人,从肠道吸收到的糖也增多,过多的糖可在体内转变为脂肪。因此,如果一个人经常进食高脂肪饮食,同时又进食高糖饮食,那么他就更容易发生脂肪肝了。

2.各种原因造成的脂肪动员增强　如糖尿病患者由于胰岛素的不足,机体组织对糖的利用率减少,脂肪动员增强,使血清非酯化脂肪酸浓度升高,肝脏摄取的脂肪酸也因而增高,当肝脏合成三酰甘油的速度超过了组合为极低密度脂蛋白及分泌入血流的速度时,便出现肝脏三酰甘油堆积,造成脂肪肝。

3.营养失衡　必需脂肪酸是合成磷脂的成分。一般认为,必需脂肪酸缺乏而使磷脂合成减少,也可造成脂肪肝。此外,大量摄入富含胆固醇的食物,而缺乏维生素 B_6 和泛酸也会造成脂肪肝。

4.酗酒　乙醇可直接造成肝损害,大量乙醇可使三羧酸循环发生障碍,脂肪酸氧化受阻而导致肝中脂肪堆积。

脂肪肝的主要检查项目

1.B超检查　B超是按照回声强度而获得影像的一项软组织显像技术,通过连续扫描形成与声束方向一致的二维切面图像。B超检查的优点在于真实性强,接近于解剖真实结构,无痛苦,无创伤,操作方法简便,能多次重复检查,图像显示清晰,迅速获取结果,且价格低廉。

2.CT检查　CT也称计算机X线体层摄影。它是利用X线对人体选定部位的一定厚度的层面进行扫描,由探测器接受该层面X线的衰减值并转化为电流,再经模拟转换器转变成所需要的数字,由电子计算机处理排成数字矩阵。然后再经数字/模拟转换,将数字矩阵转变成不同灰度的像素矩阵显示于电视屏上,再由照相机摄制成片,就是常规的CT平扫片。片中黑色区表示低吸收区即低密度区,白色区表示高吸收区即高密度区,测定不同的密度值即为不同的 CT 值。

3.肝功能检查　肝功能检查主要是通过化学检查的手段,检测肝脏的功能,具体包括解毒功能、代谢功能(其中包括了合成代谢、分解代谢和热量代谢)、分泌胆汁功能、造血功能、储血功能和调节循环血量的功能以及免疫防御功能。肝功能检查主要进行以下几项检查:胆红素、白蛋白、球蛋白、氨基转移酶、胆道酶素、血清氨、凝血酶时间等。

4.肝活检　肝活检是在超声引导下行细针穿刺肝细胞抽吸术,将所得标本做病理学诊断的检测方法,这是目前确诊脂肪肝的方法之一。该法安全可靠,操作简单,尤其对于局限性脂肪浸润,当超声或 CT 均难以与肝癌相区别时,该检查无疑是一项可靠的鉴别方法。

🌱 脂肪肝的治疗

1.药物治疗脂肪肝　到目前为止,西药尚无防治脂肪肝的有效药物。中药可以推荐有经验的中医进行个体化药物治疗。西药常选用保护肝细胞、去脂药物及抗氧化剂等,如 B 族维生素、维生素 C、维生素 E、卵磷脂、熊去氧胆酸、水飞蓟素、肌苷、辅酶 A、还原型谷胱甘肽、牛磺酸、肉毒碱乳清酸盐、肝泰乐,以及某些降脂药物(如肝脂清)等。上述药物虽然很多,但大多仍需要进一步验证其疗效以及安全性,因此,应在医生指导下正确选用,切不可滥用。但一般而言,如果仅仅是脂肪肝,以上药物中 B 族维生素、维生素 C、维生素 E、卵磷脂、肌苷、辅酶 A、还原型谷胱甘肽、牛磺酸、肉毒碱乳清酸盐等维生素及内源性氨基酸类的药物安全性非常高,而且也不会像联苯双酯类的药物一样在停药后还出现反弹。

需要注意的是,脂肪肝患者即使伴有高脂血症,也不要贸然使用降血脂药。这是因为,多数降血脂药可促使血液中的脂质集中到肝脏进行代谢,患了脂肪肝的肝脏原本就存在脂肪代谢障碍,对从血中突然来到的脂质更加难以处理,只能将其再度堆积在肝脏内,这无疑会加重脂肪肝。另外,医生们还观察到,长期滥用降血脂药者可发生门静脉炎、门静脉周围纤维化,甚至可促进脂肪肝向肝硬化发展。

2.电生理疗法治疗脂肪肝 近年来,国内治疗脂肪肝的新方法是电生理疗法。此法是使用 HD 肝病治疗仪,利用生物力学泵方法作用于人体经络、穴位,通过震动腹壁肌肉和肝包膜,达到增强肝脏的脂肪代谢、促进肝内脂肪转运、改善肝脾血液微循环、促进脂肪肝恢复的目的,疗效较好、费用低、无不良反应,深受患者欢迎。

冠心病

 了解冠心病

冠心病是一种多因素疾病,高血压、高脂血症、吸烟、糖尿病是其重要的致病因素。本病的病理基础是动脉粥样硬化,人类将近一个世纪的研究已证实脂质是动脉粥样硬化的首要危险因子。近 20 年来的研究发现,血胆固醇的升高是较之吸烟与高血压更为重要的独立的危险因素。同时,高三酰甘油血症也与冠心病的发病密切相关。由此可见,调整血脂在冠心病一级及二级预防中的作用与地位是非常重要的。调节血脂是防治冠心病最基本的疗法:血清总胆固醇水平下降1%,则冠心病的发生率下降2%。只要有冠心病,不论血脂高或不高,均应长期服用调脂药。因为长期调脂治疗可以减少冠心病心绞痛、心肌梗死的发生率和病死率。

冠心病是冠状动脉粥样硬化性心脏病的简称,是指供给心脏营养物质的血管——冠状动脉——发生严重粥样硬化或痉挛,使冠状动脉狭窄或阻塞,以及血栓形成造成管腔闭塞,导致心肌缺血缺氧或梗死的一种心脏病,亦称缺血性心脏病。

冠心病是动脉粥样硬化导致器官病变的最常见类型,也是危害中老年人健康的常见病。本病的发生与冠状动脉粥样硬化狭窄的程度和支数有密切关系,但少数年轻患者冠状动脉粥样硬化虽不严重,甚至没有发生粥样硬化,也可以发病。也有一些老年人冠状动脉粥样硬化性狭窄虽较严重,并不一定都有胸痛、心悸等冠心病临床表现。因此,冠心病的发病机制十分复杂,总的来看,以器质性多见。冠状动脉痉挛也多发生于有粥样硬化的冠状动脉。

冠心病包括急性暂时性和慢性两大类。这种病多发生在 40 岁以后,男性多于女性,脑力劳动者多于体力劳动者,平均患病率约为 6.49%,而且患病率随年龄的增长而增高。随着高脂肪、快餐化、快节奏、高压力的生活方式的影响,冠心病的患病率呈逐年上升的趋势,并且患病年龄趋于年轻化。这里主要介绍常见的心绞痛及急性心肌梗死。

原发性心脏骤停:原发性心脏骤停是突然猝死的原因。

心绞痛:①劳累性心绞痛:劳累性心绞痛的特征是由运动或其他增加心肌需氧量的情况所诱发的短暂胸痛发作,休息或舌下含化硝酸甘油后,疼痛常可迅速消失。②自发性心绞痛:自发性心绞痛的特征是胸痛发作与心肌需氧量的增加无明显关系。与劳累性心绞痛相比,这种疼痛一般持续时间较长,程度较重,且不易为硝酸甘油所缓解。

心肌梗死:心肌梗死是指心肌的缺血性坏死,是在冠状动脉病变的基础上,冠状动脉的血流急剧减少或中断,使相应的心肌出现严重而持久地急性缺血,最终导致心肌的缺血性坏死。发生急性心肌梗死的患者,在临床上常有持久的胸骨后剧烈疼痛、发热、白细胞计数增高、血清心肌酶升高以及心电图反映心肌急性损伤、缺血和坏死的一系列特征性演变,并可出现心律失常、休克或心力衰竭,属冠心病的严重类型。心肌梗死的原因,多数是冠状动脉粥样硬化斑块或在此基础上形成血栓,造成血管管腔堵塞所致。

心力衰竭:缺血性心脏病可因多种原因而发生心力衰竭,它可以是急性心肌梗死或早先心肌梗死的并发症,或可由心绞痛发作或心律失常所诱发。

心律失常:心律失常可以是缺血性心脏病的唯一症状。

心绞痛的检查与治疗

心绞痛的主要检查项目

1. 心电图检查 心脏在每个心动周期中,由起搏点、心房、心室相继兴奋,伴随着生物电的变化,通过心电描记器从体表引出多种形式的电位变化的图形称心电图(简称 ECG)。心电图是心脏兴奋的发生、传播及恢复过程的客观指标。

心电图是反映心脏兴奋的电活动过程,它对心脏基本功能及其病理研究方面,具有重要的参考价值。心电图可以分析与鉴别各种心律失常,也可以反映心肌受损的程度和发展过程以及心房、心室的功能结构情况,在指导心脏手术进行及指示必要的药物处理上有参考价值。然而,心电图并非检查心脏功能状态必不可少的指标。因为有时貌似正常的心电图不一定证明心功能正常;相反,心肌的损伤和功能的缺陷并不总能显示出心电图的任何变化。所以心电图的检查必须结合多种指标和临床资料,进行全面综合分析,才能对心脏的功能结构做出正确的判断。

2. 冠状动脉造影检查 冠状动脉造影检查是诊断冠心病的一种有效方法,将导管经大腿股动脉或其他周围动脉插入,送至升主动脉,然后探寻左或右冠状动脉口插入,注入造影剂,使冠状动脉显影。这样能较明确地揭示冠状动脉的解剖畸形及其阻塞性病变的位置、程度与范围。

虽然心电图等其他检查亦可诊断冠心病,但有时并不准确,最准确的诊断冠心病的方法是冠状动脉造影。冠状动脉造影是目前唯一能直接观察冠状动脉形态的论断方法,医学界称其为"金标准"。对于有不典型心绞痛症状,临床难以确诊,尤其是治疗效果不佳者,以及中老年患者心脏扩大、严重心律失常、心力衰竭、心电图异常,怀疑有冠状动脉病变或畸形,但无创检查结果不能确诊者,冠状动脉造影可提供有力的诊断依据。对临床上确认的冠心病患者,在内科保守治疗不佳而考虑采用经皮冠状动脉腔内成形术(PTCA),或主动脉-冠状动脉旁路移植术时,必须先进行冠状动脉及左心室造影,明确冠状动脉狭窄的部位、程度及左心室的功能情况,以正确选择适应证,制定治疗方案。

心绞痛的治疗

1. 发作时的治疗

(1)休息和药物治疗　较重的发作可使用作用快的硝酸酯制剂。这类药物可通过扩张冠状动脉降低其阻力,增加其血流量,减低心脏前后负荷和心肌的需氧从而缓解心绞痛。

(2)硝酸甘油　可用片剂置于舌下含化使其迅速为唾液所溶解而吸收,1~2分钟即开始起作用,约半小时后作用消失,对约93%的患者有效。延迟见效或完全无效时,提示患者并非患冠心病或患严重的冠心病,也可能所含的药物已失效或未溶解。如属后者,可嘱患者轻轻嚼碎,继续含化。长期反复应用可由于产生耐药性而效力减低,停用10天以上可恢复有效。此药还有喷雾剂和胶囊制剂可用。不良作用有头昏、头胀、面红心悸等,偶有血压下降。

(3)二硝酸异山梨醇(消心痛)　可舌下含化,2~5分钟见效,作用维持2~3小时。

(4)亚硝酸异戊酯　该药为极易气化的液体,盛于小安瓿内。用时以手帕包裹,敲碎立即盖于鼻部,吸入作用快而短。本药作用与硝酸甘油相同,降低血压的作用更明显。

2. 缓解期的治疗　尽量避免其各种诱发因素,调节饮食,特别是进食不应过饱。戒烟禁酒,调整日常生活与工作量;减轻精神负担,保持适当的体力活动。使用作用持久的抗心绞痛药物以防心绞痛发作,可单独选用交替应用,或联合应用以下药物。

(1)硝酸酯制剂　硝酸异山梨醇,口服后半小时起作用,持续3~5小时;硝酸戊醇酯,效果同上;长效硝酸甘油制剂,服用长效片剂,使硝酸甘油持续而缓慢释放,口服后半小时起作用,持续可达8~12小时。

(2)β受体阻滞剂　具有阻断拟交感胺类对心率和心肌收缩力受体的

刺激作用,通过减慢心率、降低血压、减低心肌收缩力和氧耗量来缓解心绞痛的发作。此外,该药还可减低运动时血流动力的反应,使在同运动量水平上心肌氧耗量减少;使不缺血的心肌区小动脉(阻力血管)缩小,从而使更多的血液通过极度扩张的侧支循环(输送血管)流入缺血区。不良作用有心室喷血时间延长和心脏容积增加。

常用制剂有普萘洛尔、氧烯洛尔、阿普洛尔、吲哚洛尔、索他洛尔、美托洛尔、阿替洛尔、醋丁洛尔、纳多洛尔等。

β受体阻滞剂与硝酸酯合用时要注意:β受体阻滞剂与硝酸酯有协同作用,因而剂量应偏小,开始剂量尤其要注意减小,以免引起体位性低血压等不良反应;停用β受体阻滞剂时,应逐步减量,如突然停用有诱发心肌梗死的可能;心功能不全、支气管哮喘以及心动过缓者,不宜使用。

(3)钙通道阻滞剂　本类药物抑制钙离子进入细胞内,也抑制心肌细胞兴奋-收缩耦联中对钙离子的利用,因而可抑制心肌收缩、减少心肌氧耗、扩张冠状动脉、解除冠状动脉痉挛、改善心内膜下心肌的血供、扩张周围血管降低动脉压减轻心脏负荷;还可降低血黏度、抗血小板聚集、改善心肌的微循环。

本类药物常用制剂有维拉帕米、硝苯地平、地尔硫䓬、尼卡地平、尼索地平、氨氯地平、非洛地平、苄普地尔等。

治疗变异型心绞痛以钙通道阻滞剂的疗效最好,本类药可与硝酸酯同服。其中硝苯地平可与β受体阻滞剂同服,但维拉帕米和地尔硫䓬与β受体阻滞剂合用时则有过度抑制心脏的危险,停用本类药时,也宜逐渐减量然后停服,以免发生冠状动脉痉挛。

(4)冠状动脉扩张剂　扩张剂从理论上说将能增加冠状动脉的血流,改善心肌的血供,缓解心绞痛。但由于冠心病患者的冠状动脉病变情况复杂,有些血管扩张剂如双嘧达莫,可能扩张无病变或轻度病变的动脉较扩张重度病变的动脉远为显著,可减少侧支循环的血流量,增加正常心肌的供血量,使缺血心肌的供血量反而更减少,因而不再用于治疗心绞痛。目前仍用的有吗多明、胺碘酮、乙氧黄酮、卡波罗孟、奥昔非君、氨茶碱、罂粟碱等。

3. 中医中药治疗　根据中医学辨证论治采用治标和治本两法,治标主要在疼痛期应用,以"通"为主,有活血化瘀、理气、通阳、化痰等法;治本一般在缓解期应用,以调整阴阳脏腑气血为主,有补阳滋阴补气血,调理脏腑等法。其中以"活血化瘀"法(常用丹参、红花、川芎、蒲黄、郁金等)和"芳香温通"法(常用苏合香丸、苏冰滴丸等)最为常用。此外,针刺或穴位按摩治疗也有一定疗效。

4. 外科手术治疗　外科手术治疗主要是指施行主动脉-冠状动脉旁路移植手术。取患者自身的大隐静脉或内乳动脉作为旁路,移植材料端吻合在主动脉,另端吻合在有病变的冠状动脉段的远端,引主动脉的血液以改善该冠状动脉所供血的心肌的血流量。术前进行选择性冠状动脉造影,了解冠状动脉病变的程度和范围,以作为制订手术计划(包括决定移植血管的根数)的参考,目前在冠心病发病率高的国家中,已成为最普遍的择期性心脏外科手术。此外,还有冠状动脉斑块旋切术、冠状动脉斑块旋磨术、冠状动脉内支架安置等治疗方法。

手术适应于左冠状动脉主干病变、稳定型心绞痛(对内科治疗反应不佳影响工作和生活)、恶化型心绞痛、变异型心绞痛、中间综合征等。

心肌梗死的检查与治疗

 心急梗死的主要检查项目

1. 心电图检查　内容同"心绞通的主要检查项目"第1点。

2. 超声心动图检查　超声心动图检查是指应用超声波回声探查心脏和大血管,以获取有关信息的一组无创性检查方法。它包括 M 型超声、二维超声、脉冲多普勒、连续多普勒、彩色多普勒血流显像。正在研究已开始初步用于临床的有超声心动三维重建、各种负荷超声心动图试验(包括运动和药物诱发)、经食管超声、血管内超声、造影超声心动图。

3. 放射性核素检查　放射性核素检查是利用放射性核素及其标记化合物对疾病进行诊断和研究的一种方法,主要有三大类。

(1)脏器功能测定　将放射性药物引入人体,用放射性探测仪器在体表测得放射性在脏器中随时间的变化,通过计算机进行分析,获得定量参数用于评估脏器功能和诊断疾病。本法简便价廉,最常用的有肾功能测定和心功能测定。

(2)竞争放射分析 竞争放射分析是利用竞争结合的原理,将特异的免疫反应或受体配基反应与灵敏的放射性测量技术结合起来形成的一种超微量分析方法。此法已可测定血、尿、各种体液和组织内的 300 多种激素及某些肿瘤和病毒的相关抗原、药物、受体等的含量。本法已成为内分泌疾病诊断和研究、药物血浓度监测、某些肿瘤和传染病诊断分型和受体研究的重要手段,应用广泛。

(3)放射性核素显像 将放射性药物引入体内后,以脏器内外或正常组织与病变之间对放射性药物摄取的差别为基础,利用显像仪器获得脏器或病变的影像。由于病变部位摄取放射性药物的量和速度与它们的血流量、功能状态、代谢率或受体密度等密切相关,因此所得影像不仅可以显示它们的位置和形态,还可以反映它们的上述状况(可以统称为功能状况)。

4.血液检查 血液检查主要包括血象、血清酶、血清心肌特异蛋白等的测定。

 心肌梗死的治疗

1.对症处理

(1)解除疼痛 应尽早解除疼痛,一般可肌内注射哌替啶 50～100 毫克,或吗啡 5～10 毫克,为避免恶心、呕吐可同时给予阿托品 0.5 毫克肌内注射。

(2)控制休克 有条件者应进行血流动力学监测,根据中心静脉压、肺毛细血管楔嵌压判定休克的原因,给予针对性治疗。

(3)消除心律失常 心律失常是引起病情加重及死亡的重要原因。

(4)治疗心力衰竭 严格休息、镇痛或吸氧外,可先用利尿剂,常有效而安全。

2.挽救濒死心肌、缩小梗死范围

(1)溶血栓治疗 应用溶酶激活剂激活血栓中纤溶酶原转变为纤溶酶

而溶解血栓。目前常有的药物有链激酶和尿激酶等。

（2）抗凝疗法　广泛的心肌梗死或梗死范围在扩大,可考虑应用。

（3）β受体阻滞剂　急性心肌梗死早期,应用普萘洛尔(心得安)或美多心安可能减轻心脏负荷,改善心肌缺血的灌注。

（4）钙拮抗剂　异搏定、硝苯吡啶对预防或减少再灌注心律失常保护心肌有一定作用。

（5）葡萄糖-胰岛素-钾(极化液)　氯化钾1.5克,普通胰岛素8单位加入10%葡萄糖溶液500毫升中,静脉滴注。每日1次,7~14日为一疗程,可促进游离脂肪酸的脂化过程,并抑制脂肪分解,降低血中游离脂肪酸浓度,葡萄糖和氯化钾分别提供热量和恢复心肌细胞膜的极化状态,有利于心肌细胞存活。

（6）冠状动脉腔内血管成形术(PTCA)。

（7）激素　急性心肌梗死早期使用激素可能有保护心肌作用。

3.恢复期处理　可长期口服阿司匹林100毫克/日,潘生丁50毫克,每日3次,有抗血小板聚集,预防再梗死作用。广谱血小板聚集抑制剂抵克力得,有减少血小板的黏附、抑制血小板聚集和释放凝血因子等作用,可预防心肌梗死后复发,剂量:250毫克,每日1~2次,口服。病情稳定并无症状,3~4个月后,体力恢复,可酌情恢复部分轻工作,应避免过重体力劳动或情绪紧张。

高血压病

高脂血症与高血压

高脂血症是高血压病中常常并发的一种疾病,据报道约50%高血压病患者合并血脂异常。在美国一项5100万例高血压患者中的调查发现,40%的高血压病患者血清总胆固醇水平高于62毫摩/升,而血清总胆固醇水平高于62毫摩/升的高胆固醇血症患者中,46%的患者有高血压病。血压越高,冠心病的危险性越大。血清总胆固醇水平升高,对高血压病患者的冠心病危险起协同增加作用。而降低血压和降低血清总胆固醇水平,可以减少冠心病的危险。

同时,在高血压病的治疗过程中,多种降压药物可引起血脂异常,近年来发现血脂异常与高血压的临床综合征,例如 X 综合征、家族性血脂异常综合征在临床表现、发生机制及治疗上都要考虑有高血压与血脂异常的特点。血脂异常与高血压都是动脉粥样硬化的易患因素,可促进冠心病的发生与发展。高血压病患者较血压正常者血胆固醇水平升高,血脂与血压存在相关性,尤其是高血压病患者本身业已存在着血脂代谢异常,故在抗高血压治疗的同时,应重视防治高脂血症和调整脂蛋白代谢紊乱,这是预防脑卒中和冠心病的重要途径之一。

高血压的主要检查项目

1. 血压测量　使用汞柱式血压计时,需配用听诊器进行测量。测血压的部位一般为右臂的肱动脉,现简要介绍它的操作步骤。

(1)检查血压计　打开血压计盒,放在桌子边或其他平稳的地方,同时还要方便给受检者测量,使水银柱垂直在零点位置。

(2)受检者的姿势　可取坐式,全身放松,两脚平放在地面上;脱去衣袖露出右上臂,右上肢与躯干呈 45 度展开,前臂自然伸直放于桌面,肘部及前臂舒适地放在与心脏大约在一个水平的位置上,胳膊支撑舒适,手掌向上手指微屈;坐姿端正,上臂不能被衣袖束缚,也不要握拳。

(3)血压计的摆放　先将袖带气囊内空气排出,将袖带平整、舒适、牢靠地缠扎在右上臂,松紧合适,以能插入两指尖为宜;袖带气囊中心正好位于肱动脉部位,袖带下缘距肘横纹 2 ~ 4 厘米,血压计与心脏保持同一水平。

(4)听诊器设置　先用手指触摸袖带下缘肘窝肱动脉搏动,将听诊器的听诊头放于此处,与皮肤全面接触,并避免与袖带接触;关闭充气球阀门,测量者的视线应与水银柱上的刻度保持在一个水平面上,以观察水银柱的高度;快速挤压充气球平稳充气,待动脉脉搏消失后再继续加压 20 ~ 30 毫米汞柱,即可停止充气。

（5）血压读数　放松充气球阀门，平稳缓慢地放气，使水银柱以每秒2毫米汞柱的速度缓慢下降。当清晰听到第1声脉搏跳动音的"啪啪"声，即为收缩压，取其最近的2毫米汞柱读数作记录；继续缓慢放气，水银缓缓下降到水银柱上的某一刻度，听诊音突然变调为儿童舒张压；听诊音突然消失（消失音）为成人舒张压。继续下降10～20毫米汞柱，肯定听诊音消失后，完全放气，使水银柱降至零点处。所有血压读数均以水银柱凸面顶端的刻度为准，并且只取偶数如0、2、4、6、8毫米汞柱为血压值。

（6）触诊法估测血压　若听诊不清时，可用触诊法估测血压。以左手指触诊动脉，右手挤压充气球打气，直至脉搏消失后，再缓慢放气，直至开始触及脉搏时，水银柱所示血压读数即为收缩压；继续缓慢放气，当动脉搏动由水冲脉突然转变为正常脉搏时，此转折点约为舒张压。可先后用听诊和触诊法测量。

（7）重复测量　第1次测量完成后应完全放气，至少等2分钟后，再重复测量1次，取两次的平均值为所得到的血压值。若两次测量的读数相差5毫米汞柱以上，则应间隔2分钟后，再测量1次，取3次的平均值为所测的血压值。

需要注意的是，充气时看袖带是否从一旁鼓出，若鼓出应重新缠紧，以免产生误差；对脑血管意外偏瘫患者，应在健侧上肢测量，因患肢血管可能不正常，致测量血压不准确；初诊患者应根据病情分别测左、右两上肢血压，以作对照；青年高血压病患者可测量上、下肢血压，以便比较；血压测量结束后，整理好袖带、听诊器，把水银柱恢复至零点关闭，以备再用。

2.尿常规检查　化验小便非常重要，有时候根据病史和尿的检查，医生就可诊断出高血压是属于高血压病还是由肾炎引起的症状性高血压。一般呈慢性经过的高血压病，最初小便中是没有什么变化的，随着病情的发展才逐渐开始有变化。

一般来说，在高血压病没有严重的心、脑、肾，特别是肾脏的并发症时，尿常规检查完全可能是正常的。如果合并了心、脑、肾，特别是肾脏的器质损害，尿常规检查可以出现蛋白尿、红细胞。如果并发了泌尿系统感染，可出现白细胞。所以高血压患者的尿常规检查是十分重要的，不可忽视。

尿常规检查内容包括尿的颜色、透明度、酸碱度、红细胞、白细胞、上皮细胞、管型、蛋白质、比重及尿糖定性。

3. 眼底检查 有高血压病的人,医生用一个像手电筒样的东西,照射他的眼睛,并注意其眼睛的变化,这就是人们所说的眼底检查。其目的是透过眼球前部组织,观察眼球后部,即眼底的血管、视神经乳头和视网膜的变化。而后两者直接与视力有关。

人体的动脉硬化情况从外表并不能看到,但通过眼底却能够了解视网膜上动静脉管径大小、管壁厚度,有无血管走行弯曲、交叉压迫,视网膜出血、渗出以及视盘水肿等,再结合高血压病病史,就可比较全面地了解并对心、脑、肾等重要脏器血管情况做出大致的判断。有人将眼底检查视为观察高血压病发生、发展和变化的"瞭望哨"。

4. 血糖检查 检测血糖的方法很多,常见的有抽静脉血检测血糖、快速血糖测定仪检测血糖、血糖试纸比色测定血糖3种方法。

5. 肾功能检查 肾功能检查能帮助发现患者是否患有库欣综合征以及垂体肿瘤。由于人体肾脏有强大的贮备能力,在疾病早期时往往没有或极少出现征兆,诊断很大程度依赖于实验室检查。在血标本肾功能化验单上,常有血尿素氮、血肌酐、血尿素、血尿酸、尿肌酐、尿蛋白、尿素氮/肌酐比值等几项检查项目。

高血压的治疗

1. 常见降压西药治疗

(1)利尿剂 利尿剂是最有价值的抗高血压药物之一,但其风险效益比呈剂量依赖性。利尿剂的许多不良反应如低钾、糖耐量降低、室性早搏和阳痿多见于大剂量,每日25毫克或12.5毫克双氢克尿噻可以减少不良反应而仍然保持疗效。利尿剂特别推荐用于治疗老年收缩期高血压患者。

(2)β受体阻滞剂 β受体阻滞剂是一类安全、价廉和有效的药物,可作为单一药物治疗或与利尿剂、二氢吡啶类钙拮抗剂和α受体阻滞剂联合应用。

(3)血管紧张素转换酶抑制剂 该类药能安全、有效地降低血压。它尤其能有效地降低心力衰竭患者的病残率和病死率,能有效地延缓 1 型糖尿病患者,特别是伴有蛋白尿患者肾脏病变的过程。其主要的不良反应是干咳,最严重的不良反应是极为罕见但可能致死的血管性水肿。

(4)钙拮抗剂 所有钙拮抗剂均能有效降低血压,且耐受性好。在老年收缩期高血压患者中有预防中风的效益,最好使用长效钙拮抗剂而避免使用短效制剂。不良反应包括心动过速、潮红、踝部水肿和便秘。

(5)血管紧张素Ⅱ受体拮抗剂 血管紧张素Ⅱ受体拮抗剂是最近推出的一类抗高血压药物,它有许多与血管紧张素转换酶抑制剂相同的特点,包括在心力衰竭患者中的特殊价值。这类药物几乎没有不良反应,较之血管紧张素转换酶抑制剂的一大优点是没有咳嗽等不良反应。

(6)α受体阻滞剂 该类药物能安全、有效地降低血压。其主要不良反应是体位性低血压,在老年患者中这可能是特别重要的问题,故必须测量立位血压。这类药物对伴有血脂异常或糖耐量异常的患者可能较为适宜,但迄今尚无关于对高血压患者心血管疾病危险性影响的资料。

(7)其他药物 还有许多作用于中枢神经系统的降压药,其中一些是新药如咪唑受体拮抗剂、利美尼定和莫索尼定;另外一些是老药如利血平、甲基多巴和可乐定,甲基多巴在妊娠高血压治疗中的地位已经确立。但是作用于中枢的降压药通常有比其他各类药物更严重的不良反应。在低收入人群中如果因为考虑费用效益比而使用利血平,剂量应明显低于先前曾使用的剂量。一些老的血管扩张剂如肼苯哒嗪仍然在某些地区广泛使用,但直接血管扩张剂的不良反应如心动过速、头痛和水钠潴留,使它们不适合用作一线药物。

2. 常见降压中成药 临床上可用于高血压病防治,以及相关疾病的治疗和保健的中成药很多,主要包括以下几类。第一类是传统的成方,如知柏地黄丸、当归龙荟丸、河车大造丸、首乌延寿丹等。第二类是近年来各地研制并生产的降血压有效复方。这些产品有的是在前人的有效经验方的基础上变化而来的;有的则是今人基于实验和临床研究的成果而研制的,在临床应用中都取得了一定的疗效。第三类就是从中药中提取有效成分(或单体)而制成的新药产品。但从某种角度来说,这些药似乎已不属于"中成药"的范围了,较常见的是具有降压效应的中成药,如清脑降压片、珍菊降压片、六味地黄丸、左归丸、当归龙荟丸、钩藤片、首乌丸、牛黄上清丸、降压延寿片、山楂降压丸等。

3.中医推拿按摩降压

（1）疏通经络 《黄帝内经》中说"经络不通；病生于不仁,治之以按摩,"即阐明了按摩有疏通经络的作用。按摩主要是通过刺激末梢神经,促进血液、淋巴循环及组织间的代谢过程,以协调各组织、器官间的功能,提高机体的新陈代谢水平。

（2）调和气血 推拿手法的机械刺激,通过将机械能转化为热量的综合作用,以提高局部组织的温度,促使毛细血管扩张,改善血液和淋巴循环,使血黏度减低,降低周围血管阻力,减轻心脏负担,故可防治心血管疾病。

（3）提高免疫能力 临床实践已经证明,推拿按摩能够使气血周流、保持机体的阴阳平衡,具有抗炎、退热、提高免疫力的作用,可增强人体的抗病能力。

4.针灸降压 针灸可以疏通经络、调和气血、增强防御能力,从而能够预防疾病、保健强身。现代的大量工作,已经证明了针灸确实具有明显的保健防病的调节作用。

针灸可以降低血脂、调整血压,改善血液成分及血黏度、扩张血管等。国外的学者也认为,针刺是一个血管矫正因子,可矫正血管危险因子累积所致的失调,它不像药物只是个别处理,而是作用于整个失调的机体。针灸可看作是一种特殊的信息刺激,导致人体开放系统内热量和物质的变化,可排除血管危险因子,达到预防心脑血管疾病的目的。针刺和灸疗都有保健防病的作用,但在具体应用上还是有一定区别的。一般来说,针刺多用于防病,重在祛邪。灸法,则多用于健身,重在补虚,所以延年益寿、消除亚健康,常用灸法。耳针方法简便,不仅可配合其他刺灸法,也可单独运用。

针灸治疗高血压的研究主要在我国开展,对降低血压有一定的疗效,常用的方法有体针、耳针、头皮针、梅花针、灸法和水针疗法等。

5.刮痧降压疗法 刮痧降压疗法是指应用光滑的硬物或用手指、金属针具等,在人体表面特定的部位,反复进行刮、挤、揪、捏、刺等物理刺激,造成皮肤表面瘀血点、瘀血斑或点状出血,刺激体表络脉,改善气血运行,调整脏腑功能,达到扶正祛邪、排泄淤毒等功效的一种中医治疗方法。它也是我国民间最常用的中医疗法之一。

刮痧是从推拿、针灸、拔罐、放血等疗法变化而来的,具有方法独特、简便安全、用途广泛、疗效可靠等特点。通过刮痧,可降低血压,改善或消除高血压病患者头晕、头痛、急躁等症状,对各种征型的高血压病患者均有辅助治疗作用,尤其适用于Ⅰ、Ⅱ期高血压病患者。在刮痧治疗时,要注意其适应范围及禁忌证,注意清洁消毒,做到方法正确,并宜与其他治疗方法配合应用,以利提高临床疗效。

刮痧可刺激皮下毛细血管和神经末梢,使冲动传入中枢神经系统而产生兴奋,发挥其正常的调节功能,解除精神紧张;刮痧可刺激局部毛细血管,使之扩张,加速血液循环;刮痧所引起的局部瘀血是一种自体溶血现象,这种延缓的良性弱刺激过程,可刺激免疫功能,通过向心性神经作用于大脑皮质,起到调节大脑的兴奋与抑制过程的作用。应用刮痧疗法可降低血压,减轻或缓解高血压病患者头晕头痛等症状,对高血压病之Ⅰ、Ⅱ期患者均有良好的辅助治疗效果。

6. 拔罐疗法 拔罐疗法是以罐为工具,利用燃烧、蒸汽、抽气等,使罐中形成负压,把罐吸附于施术部(穴)位,产生温热、负压等刺激,造成局部充血、瘀血现象,达到治病目的的一种方法。拔罐疗法又称"角法",是物理疗法中最优秀的疗法之一。

拔罐疗法的优势在于操作简单、方便易行,不像针灸那样对穴位定位要求十分准确,主要是点、线、面结合的问题,通过中医的寒、热、虚、实辨证,选择一些经络所过或经气聚集的部位,被老百姓当作是重要的家庭日常救治手法。

糖尿病

 高脂血症与糖尿病

近年来,国内外许多学者在研究糖尿病与血脂代谢的关系时发现,大部分糖尿病患者伴有继发性高脂蛋白血症。表现为血清中胆固醇和低密度脂蛋白胆固醇及载脂蛋白 B 较高,而高密度脂蛋白胆固醇和载脂蛋白 A~I 较低,因此动脉粥样硬化的发生率较高。一般来说,1 型糖尿病患者的血液中最常出现乳糜微粒和极低密度脂蛋白的代谢紊乱,其原因可能与胰岛素缺乏引起脂蛋白脂肪酶活性降低,血中乳糜微粒和极低密度脂蛋白不能充分水解而堆积起来有关。这类患者经胰岛素治疗后可见好转。2 型糖尿病发生脂蛋白代谢异常者更为多见,可能与本型患者常合并肥胖有关。这类患者有不少人症状并不典型,而仅由于出现冠心病、脑血管意外或高脂血症才到医院就诊,在做血糖检查时方被发现,这在老年人中最为常见。在控制体重和限制糖类摄入后,脂蛋白异常便会得到一定程度的改善。

研究发现,高糖尿病合并高脂血症更容易导致脑卒中、冠心病、肢体坏死、眼底病变、肾脏病变、神经病变等,这些糖尿病的远期并发症是造成糖尿病患者残疾或过早死亡的主要原因。半数以上糖尿病患者合并高脂血症,积极治疗高脂血症对控制血糖、预防并发症大有好处。调整血糖能一定程度改善血脂,但要达到理想水平,还需调脂药干预治疗。糖尿病与脂代谢的治疗状况已成为糖尿病患者病情控制优劣的标准。

高血脂、高血压与高血糖被称为"三高",是威胁糖尿病患者健康与生命的主要危险因素。三者密切相关,高脂血症可加重糖尿病,所以糖尿病患者除治疗高血糖外,还需要调节血脂,这是减少糖尿病患者病死率和致残率的关键。

糖尿病的主要检查项目

糖尿病的主要检查项目有前面提到的血糖检查、肾功能检查、眼底检查、血压测量、肝功能检查、尿常规检查和血脂检查外,还有以下几项检查。

1. 心脏自主神经功能检查 糖尿病患者经常产生一种控制身体内部功能的神经问题,即糖尿病自主神经病变。自主神经病变是一种常见并且严重的糖尿病并发症,成为糖尿病患者发生无痛性心肌梗死、猝死、体位性低血压的主要原因。文献报道,糖尿病合并自主神经病变所致猝死率或病死率,远远高于无自主神经病变的糖尿病患者及非糖尿病患者。在 1 型糖尿病患者中,超过一半的人存在自主神经自身抗体,他们发生自主神经病变的风险增加了 7 倍。心脏自主神经功能检查可反映心脏自主神经病变。传统的检查方法有心率呼吸差;卧立位心率差;30/15 比值;乏氏动作比值;卧、立位血压差;持续握力舒张压差。

近年来,对患者采用动态心电图检查作心率变异性频谱分析发现,即使无心脏自主神经病变的糖尿病患者也存在异常的心率变异性频谱,入睡后高频成分(HF)明显低于正常人,而卧位和入睡后低频成分(LF)又高于正常对照者,LF/HF 比值的上升幅度小于正常人。

2. 足部检查 糖尿病患者并发的下肢及足部症状,如足部的疼痛、麻木、间歇性跛行、皮肤温度的改变、水肿以及足部坏死等症状,均可视为"糖尿病足"的范畴。早期检查可以及早发现糖尿病足,对于治疗与护理有重要作用。

(1)神经性病变的检查 脱鞋,认真检查足部,包括承受压力的突起部位(足跟、跖骨头)、足趾之间、足及腿部的动脉搏动。检查鞋内有无异物,从中可以看出有无足部的压力异常或其他问题。有明显异常者应进行 X 线片检查。

此外,还有利用直径不同的细尼龙丝来检查触觉,检查部位分足背和足底,足背一个点,足底 9 个点。使用这种单纤维检查的主要优点是每个检查点的压力比较固定,约为 10 克,优于使用棉签、大头针等用具。正常时 10 个点均有正常触觉,只要有一个点丧失触觉,就表示失去了正常的保护功能,有发生足部溃疡的危险性,提醒患者要加强足部的保护。

冷热觉测试也是一种简便易行的测试方法,就是分别用 10℃ 左右的冷水和 60℃ 左右的热水装在玻璃瓶子里,将冷水瓶和热水瓶分别贴于足部皮肤约 2 秒,看患者能否感觉到瓶子的冷和热。

(2)缺血性病变的检查 当出现足部苍白或发紫,休息时疼痛,有时伴有针刺觉异常,皮肤常发凉,有营养不良的改变如趾甲萎缩、足背动脉甚至腿部动脉搏动减弱或消失等状况时,应进一步作多普勒超声检查下肢与足的动脉,测定踝肱指数。如果怀疑有严重的缺血或非创伤性检查发现异常,还要进行血管造影检查。

(3)糖尿病足溃疡合并感染的检查 局部感染可以有红肿、疼痛和触痛,但这些可以不明显甚至不存在,尤其是有神经性病变的足。较明显的感染表现为脓性渗出、捻发音或深部窦道。可用探针检查并取标本作细菌培养,也可以拍 X 线片。

糖尿病的治疗

1. 西药治疗方法

(1)磺脲类药物　第 1 代磺脲类药物于 20 世纪 50 年代开始用于临床,有甲苯磺丁脲、利氯磺丙脲。利氯磺丙脲的作用时间最长,不良反应较大,目前临床已很少选用。第 2 代磺脲类药物于 20 世纪 60 年代开始用于临床,包括格列苯脲(优降糖)、格列吡嗪(美吡达或控释片瑞易宁)、格列齐特(达美康)、格列波脲(克糖利)、格列喹酮(糖适平)等。第 3 代磺脲类药物,主要以格列美脲片等为主。

(2)双胍类药物　双胍类药物在临床上应用的有苯乙双胍(降糖灵)和二甲双胍。服用苯乙双胍易产生乳酸性酸中毒;而二甲双胍由于结构与苯乙双胍有所不同,因此发生乳酸性酸中毒的概率明显减少。在国外,为防止发生乳酸性酸中毒,苯乙双胍已被二甲双胍所取代,而且二甲双胍还可以明显减少糖尿病患者大血管病变的发生。因而有人建议如无并发症,二甲双胍可作为治疗 2 型糖尿病的首选药物。临床上常用的双胍类药物的商品名有迪化糖啶、格华止、美迪康等,也有厂家直接称为盐酸二甲双胍。

(3)α-糖苷酶抑制剂　目前临床上常用的 α-糖苷酶抑制剂有阿卡波糖(拜糖平)和伏格列波糖(倍欣)等。这类药物是通过竞争性抑制肠黏膜刷状缘上的 α-糖苷酶活性,阻碍寡糖分解为单糖,延缓肠道对糖类的吸收。其特点是可明显降低餐后血糖,长期使用可降低空腹血糖水平;此类药物因不刺激胰岛素分泌,因而单独使用不会引起低血糖;适用于空腹血糖正常,餐后高血糖明显者,可作为 2 型糖尿病患者的一线用药,尤其适用于空腹血糖正常而餐后血糖明显增高者。

(4)胰岛素泵　胰岛素泵是目前最准确、最简捷、最自由的胰岛素输注系统,同时也是胰岛素强化治疗的主要手段之一。与每天多次胰岛素注射相比,胰岛素泵能够更好地控制血糖,使低血糖事件的发生率下降,体重增加的幅度小,患者可以更为灵活地选择进餐时间。胰岛素泵常用于治疗1型糖尿病,对初发2型糖尿病、口服药物继发失效的2型糖尿病以及糖尿病伴严重慢性并发症的人群也有更为明显的优越性。

2.中医治疗方法 中医治疗糖尿病是以整体观念、辨证论治为主,采用益气养阴、清热活血等治疗原则,调整人体内环境,改善患者代谢状况。中药降血糖效果较西药弱,但作用缓和而持久,且由于许多中药具有双向调节作用,一般不会引起低血糖。中药在改善症状和治疗并发症方面有明显优势,且无明显不良反应。常见的降糖中成药有降糖舒、益津降糖灵、六味地黄丸、杞菊地黄丸、消渴丸、甘芍降糖片、荔仁降糖片、糖脂双消胶囊、糖脂消胶囊、玉泉丸、降糖甲片等。

肾病综合征

高脂血症与肾病

(1)肾小球硬化 高脂血症可引起血管内皮细胞损伤和灶状脱落,导致血管壁通透性升高,血浆脂蛋白得以进入并沉积于血管壁内膜,其后引起巨噬细胞的清除反应和血管平滑肌细胞增生并形成斑块,而导致肾动脉硬化,可使肾脏发生缺血、萎缩、间质纤维增生。若肾血管阻塞则相应区域梗死,梗死灶机化后形成瘢痕,如此导致肾小球硬化,在肾外则可加速冠状动脉硬化的发生,导致冠心病和增加患者发生心肌梗死的危险性。

(2)肾小球损伤 高脂血症可引起脂质在肾小球内沉积,低密度脂蛋白可激活肾小球中单核细胞并导致肾小球内单核细胞浸润,而引起或加重炎症反应;同时肾小球的系膜细胞、内皮细胞均能产生活化氧分子,促进脂质过氧化,氧化的低密度脂蛋白(ox—LDL)具有极强的细胞毒作用,导致肾组织损伤。

(3)肾病综合征 大量的观察证明,肾病综合征患者的血脂发生了异常变化,例如血浆中的三酰甘油、低密度脂蛋白水平均有升高;测定尿中脂质,发现有利于人体的载脂蛋白从尿中丢失。

 肾病综合征的主要检查项目

肾病综合征的主要检查项目有前面提到的尿常规、肾功能检查、血常规检查,这里就不再重复。

1. 糖皮质激素治疗　糖皮质激素治疗用于肾脏疾病主要是其抗炎作用。它能减轻急性炎症时的渗出,稳定溶酶体膜减少纤维蛋白的沉着,降低毛细血管通透性而减少尿蛋白漏出。此外,它还可抑制慢性炎症中的增生反应降低成纤维细胞活性,减轻组织修复所致的纤维化。

2. 激素制剂　按时间长短来说分为短效(氢化泼尼松),中效(泼尼松、泼尼龙、甲泼尼龙、氟羟泼尼龙),长效(地塞米松、倍他米松)三类。激素可经胃肠道迅速吸收,片剂为最常用的剂型。

3. 细胞毒性药物　激素治疗无效或激素依赖型或反复发作型,因不能耐受激素的不良反应而难以继续用药的肾病综合征可以试用细胞毒药物治疗。由于此类药物多有性腺毒性,降低人体抵抗力及诱发肿瘤的危险,因此,在用药指征及疗程上应慎重掌握。

4. 环孢霉素 A(CyA)　CyA 是一种有效的细胞免疫抑制剂,近年已试用于各种自身免疫病的治疗。目前临床上以微小病变、膜性肾病和膜增生性肾炎疗效较肯定。与激素和细胞毒药物相比,应用 CyA 最大优点是减少蛋白尿及改善低蛋白血症疗效可靠,不影响生长发育和抑制造血细胞功能。但此药亦有多种不良反应,最严重的不良反应为肾、肝毒性,其肾毒性发生率为 20%~40%,长期应用可导致间质纤维化。

5. 静脉滴注白蛋白　静脉输入白蛋白主要应用在以下情况:严重的全身水肿而静脉注射速尿不能达到利尿效果的患者,在静脉滴注白蛋白以后,紧接着静脉滴注速尿,常可使原先对速尿无效者仍能获得良好的利尿效果;使用速尿利尿后,出现血浆容量不足的临床表现者;因肾间质水肿引起急性肾功能衰竭者。

6. 利尿剂　按不同的作用部位利尿剂可分为:①袢利尿剂,如呋塞米

(速尿)和布美他尼(丁脲胺)为最强有力的利尿剂;②噻嗪类利尿剂,主要作用于髓祥升支厚壁段(皮质部)及远曲小管前段,通过抑制钠和氯的重吸收增加钾的排泄而达到利尿效果;③排钠潴钾利尿剂,主要作用于远端小管和集合管为醛固酮拮抗剂;④渗透性利尿剂,可经肾小球自由滤过而不被肾小管重吸收,从而增加肾小管的渗透浓度,阻止近端小管和远端小管对水钠的重吸收,以达到利尿效果。

7. 高凝状态治疗用药 肾病综合征患者由于凝血因子改变而处于血液高凝状态,有静脉血栓形成可能,因此需要使用抗凝药物。包括以下几种。

(1)肝素 主要通过激活抗凝血酶Ⅲ(ATⅢ)活性,使 ATⅢ 活力单位在 90% 以上。有文献报道肝素可减少肾病综合征的蛋白尿和改善肾功能,但其作用机制不清楚。

(2)尿激酶(UK) 直接激活纤溶酶原导致纤溶。使用时从小剂量开始,并可与肝素同时静脉滴注。

(3)华法令 抑制肝细胞内维生素 K 依赖因子Ⅱ、Ⅶ、Ⅸ、Ⅹ 的合成。

(4)潘生丁 为血小板拮抗剂,一般高凝状态的静脉抗凝时间为 2 ~ 8 周,以后改为华法令或潘生丁口服。

第 6 章

均衡饮食，高脂血症的天敌

影响血脂的营养元素

 关于胆固醇的两个误区

1. 胆固醇是有害物　胆固醇是人体细胞的重要组成成分,也是某些重要激素及维生素合成的前体,具有重要的生理功能。体内一些重要器官如脑、肝脏等都富含胆固醇。机体一方面从外界摄取一定数量的胆固醇,另一方面又在体内不断地合成。当摄入增多时,合成便相应减少,当摄入减少时,合成便相应增加,称为"反馈调节"。借助这种机制,体内的胆固醇得以维持一个动态平衡,进食适量胆固醇对人体并无危害。由于胆固醇常与其他营养素一起存在于食物之中,故过分限制反而对人体健康不利。

2. 对胆固醇摄入不作限制　人体胆固醇的反馈调节机制是不完善的、有限度的。长期过多地摄入胆固醇可使这种机制遭受破坏,造成平衡失调,胆固醇堆积于组织,尤其是动脉之中,终致形成动脉粥样硬化和冠心病。食物中除蛋黄、动物内脏、脑以及某些甲壳类动物,如蚌、螺、蟹黄等含有大量胆固醇外,瘦肉、鱼类含量均不太高。胆固醇主要存在于动物性食物中,在植物性食物中则存在另一类结构与其十分相似的固醇,称为植物固醇。它最常分布于植物油中,尤以麦胚油最为丰富。植物固醇的种类颇多,其中最重要的是 β 谷固醇。此种固醇随食物进入肠道后能竞争性抑制胆固醇的吸收。

脂肪酸的选择

自然界中,脂肪的分布比胆固醇更广,一般食物中的含量也比胆固醇高。脂肪对血胆固醇含量的影响更加重要和复杂。饱和脂肪酸可使血胆固醇含量增高,多不饱和脂肪酸(碳链上有 2 个以上双键)可使血胆固醇含量降低,而单个不饱和脂肪酸(碳链上仅有 1 个双键)则影响不大。为了简便,常用 P/S(即多不饱和脂肪酸/饱和脂肪酸)值作为评价一种食物营养价值的指标。P/S 值越高越好。

多数植物油的 P/S 都比较高,但其间悬殊。因此,合理的选用很重要。多数动物油的 P/S 值均较植物油低,但鱼油例外。许多鱼类,不论河鱼或海鱼,均含有大量的不饱和脂肪酸,和植物油比较,其碳链更长,不饱和程度更高(植物油主要为十八碳二烯酸和三烯酸,而鱼中二十二碳五烯酸和六烯酸占相当比例)。因而,鱼油对降低血胆固醇和防治冠心病更有好处。

糖类与三酰甘油

我国人民的饮食结构是以米、面为主食,这类食物中含有大量淀粉,是人体糖类的主要来源。这些淀粉经消化以后即可转化为人体需要的葡萄糖。从数量上说,通过正常饮食摄入的糖类已足够人体代谢需要,或已经超过人体的需要。这时,如果再在食物中加入蔗糖,或正餐之外过多地吃甜食、糖果、巧克力等,就会使摄入的糖类在肝脏合成过多的脂类,造成体内脂肪堆积和血脂增高,并进一步引起动脉粥样硬化、冠心病及脑血栓等病症。

瑞士科学家研究了糖消耗量与心、脑血管疾病的关系,发现心、脑血管疾病的发病率、病死率与食糖的消耗量呈正相关。日本的相关调查也得出一致结果。有的学者甚至指出,过多吃糖,对身体的危害不亚于严重吸烟,因而有人把糖称为甜蜜的白色"毒药"。

生活中,过多摄入蔗糖、果糖等可使血清三酰甘油含量增高,特别是肥胖或已有三酰甘油增高的个体更为明显。有报道,冠心病患者中因摄糖过多引起的高脂血症最为多见。动物实验和人体观察表明，当蛋白缺乏时，摄入过量的糖极易在肝脏中转化为三酰甘油而堆积起来，最终形成脂肪肝。临床上还可见到不少肝病患者，由于长期营养不当，如进食低蛋白质、高糖类、高脂肪饮食，导致严重的高三酰甘油血症（多数为高脂蛋白血症Ⅳ型，少数可为Ⅴ型）和冠心病。

总热量的摄入也是一个重要的因素，从冠心病患者的体检中可以见到，其中不少是肥胖的或超重型的，说明这类患者的热量经常相对过多。这些人的血胆固醇含量有时不一定增高，但三酰甘油增高者则较多见。其机制可能是由于肥大的脂肪细胞对胰岛素的反应缺乏敏感性，因而使葡萄糖的吸收和利用受到限制（胰岛素抵抗）。但是为了维持葡萄糖在体内的稳定状态，胰腺必须分泌更多的胰岛素，这就造成了高胰岛素血症，后者将促使肝脏更快地合成内源性三酰甘油，终致高三酰甘油血症。新近的研究还表明，由于热量摄入过多引起的肥胖，尚可使血中 HDL-C 含量显著降低。通过限制热量繁入或增加消耗而使体重降低时，血脂异常的情况也可得到改善。

选择植物蛋白质

近年来，大量报道指出，食用植物蛋白多的地区，冠心病的发病率较食用动物蛋白多的地区显著降低。动物及人的试验还表明，用大豆蛋白完全代替动物蛋白可使血胆固醇含量显著降低。临床上用大豆蛋白治疗高胆固醇血症患者（包括家族性Ⅱ型）收到良好效果，据认为这与其中的氨基酸组成有关。

植物蛋白是蛋白质的一种，来源是从植物里提取的，营养与动物蛋白相仿，但是更易于消化。植物性蛋白质主要来源于米面类、豆类，但是米面类和豆类的蛋白质营养价值不同。米面类来源的蛋白质中缺少赖氨酸（一种必需氨基酸），因此其氨基酸评分较低，仅为 0.3～0.5，这类蛋白质被人体吸收和利用的程度也会差些。

含植物蛋白最丰富的是大豆。大豆蛋白肉是以优质大豆为原料，通过加热、挤压等工艺过程把大豆蛋白粉制成大小、形状不同的瘦肉片状植物蛋白。它之所以被称为"蛋白肉",是由于其蛋白质的含量远远高于一般动物肉类,而且食感、结构、色泽、韧性均与动物肉近似。据测定其蛋白质的含量为猪、牛瘦肉蛋白质的 2～3 倍,经卫生部门的鉴定,蛋白肉无毒无害,是一种绿色、安全、保健食品。由于其脂低,是高血压、冠心病、糖尿病患者的理想食品,凉拌、烧、炒皆宜,味道鲜美可口,长期食用可增强体质,有益于身体健康。

抗凝血的维生素

维生素与脂代谢和动脉粥样硬化有一定的关系,其中较受重视的是维生素 C。它在维持血管壁的完整及脂质代谢中起重要作用。长期服用维生素 C 对动脉粥样硬化有预防作用,对肝脏和肾脏的脂肪浸润也有一定的保护作用。临床中,大剂量维生素 C 对治疗部分高胆固醇血症有一定效果。其次是维生素 B_6,据称它与构成动脉壁的组织介质(酸性黏多糖)的代谢以及脂代谢中重要的酶类(脂蛋白酯酶)的活力有关。生物体有维生素 B_6 存在的情况下,能将亚油酸转变为多不饱和脂肪酸,如花生四烯酸,为前列腺素合成的重要前提。当食物中缺乏维生素 B_6 时,易诱发动脉粥样硬化。维生素 B_6 广泛存在于许多植物中,尤其是谷物的外皮之中,进食正常的人一般并不缺乏。除维生素 B_6 外,B 族维生素的其他成员,如维生素 B_{12}、泛酸、硫辛酸等也得到重视,且用作降血脂和防治冠心病药物的辅助成分。

微量元素的降脂作用

微量元素是指虽然其量极微,但对生命是必不可少的元素,通常包括锌、硒、碘、铜、铬、锰、镁、钴、镉、氟、钼、铅等。微量元素通过激活或抑制生物酶的活性而对机体许多生物学过程产生重要影响。

锌在人体中含量为 2～3 克,以辅酶形式存在,对机体代谢起着广泛的调节作用。中国营养学会推荐的每日锌摄入量成人为 15～20 毫克。大量流行病学研究证明,饮用硬水人群血清锌水平降低,可能与硬水中含钙(Ca^{2+})和镁(Mg^{2+})多,锌与钙形成复合物有关。此外,增加膳食中钙含量会使骨中锌沉积增加(锌从肝向骨转移),也会引起血清锌水平降低。膳食中过多摄入精制食品,因胃肠外营养锌摄入量不足、嗜酒、肝硬化、胃肠疾病等均可影响锌的代谢吸收或从体内丧失的锌增加,从而导致缺锌症,引起血脂代谢异常。

铜在生物代谢的某些酶中起催化作用。人类血浆中正常的铜含量约为100微克/分升,成人每日摄入量应为 2~3 毫克。在遗传性铜转运紊乱的患者体内,铜含量严重低下,而血清 LDL-C 异常升高,这说明铜对血脂代谢有一定影响。

铬常以有机复合物形式存在,称为葡萄糖耐量因子,是葡萄糖和脂质代谢的必需微量元素,易被吸收,成人每日需要量为 0.05~0.2 毫克。铬存在于麦胚、麦皮、未精制多糖和酵母中。体内铬相对缺乏的原因通常有:铬盐或其复合体在肠道碱性基质中仅能吸收 0.5%;精制的米、面、糖及脂肪可丢失大部分铬。进食精制的碳水化合物(蔗糖、葡萄糖等)仅能补充少量的铬,势必动用体内储存的铬到血浆中去,从而导致铬含量的丧失。

锰抑制动脉粥样硬化病变的形成,是参与葡萄糖和脂肪代谢的多种酶的激活剂(如丙酮酸羧化酶、超氧化物歧化酶、葡萄糖酰基转移酶等),锰化铁也是合成胆固醇的羟甲戊酸激酶的辅因子。锰在组织中的恒定水平主要依靠排泄途径来调节和维持。成人体内锰的含量为 10~20 毫克,成人每日必需摄入量为 2.5~5 毫克。缺锰与缺铬相似,会引起葡萄糖耐量降低及脂质代谢异常。在西方国家,锰与铬的缺乏均与长期进食精制的碳水化合物有关(如小麦磨成精粉可能丢失 86%,精制米可丢失 75%,精制糖可丢失89% 的锰)。

能降胆固醇的植物纤维

植物纤维包括可溶性植物纤维和不可溶性植物纤维。前者是指有吸水性的植物纤维,包括纤维素、非纤维素性多糖,主要存在于蔬菜、水果、豆类食物、燕麦麸(糖)、玉米外皮、琼脂、果胶、海草胶等食品中。

植物纤维素是一种多糖类,由 1800~3000 个葡萄糖分子组成,由于人类的消化液中缺乏催化这种纤维素分解的酶,所以它不易被人体吸收。正因为如此,人们在吃含纤维素多的食品时,首先需要经较长时间的咀嚼促进唾液的分泌,这有利于食物的消化分解;其次是纤维素可增加饱腹感,起到较好的节食减肥作用;最后就是可推动粪便和肠内积物蠕动,增加肠液以祛积通便,清洁肠道,促进脂质代谢,从而起到降压降脂的作用。

膳食中的植物纤维多为无法利用的碳水化合物,对机体提供的热量甚少,食用植物纤维有调节血脂的作用,而可溶性又比不可溶性作用更强。这是因为可溶性纤维遇水膨胀,增加粪便体积和肠蠕动,促进胆固醇从粪便中排出;与胆酸或其他脂质结合,减少胆固醇的吸收,减少脂蛋白的合成,加速 LDL-C 的清除。而不可溶性纤维几乎不被消化吸收,在肠内形成木质素—纤维素不可溶性复合物,影响胆固醇吸收和促进胆固醇排泄。食用植物纤维虽能降低血清 TC 与 LDC-C,但大量食用可导致肠腔产生大量甲烷,而引起大便量及次数增多、排气及腹胀等不良反应。

🌸 卵磷脂的溶脂作用

血脂过高是患高血压和血栓及中风的主要根源,如果高脂血症能被及时"清除",一些心脑血管病就被釜底抽薪了。人体内的卵磷脂有乳化作用,能溶解脂肪及脂类的碎片,甚至能化解已形成的"粥样硬化斑"。这对减少脑卒中、心肌梗死、冠心病及肾脏功能障碍等症有积极的作用。作为清扫血管的"清道夫",卵磷脂是依靠它所含的胆碱、亚麻油酸及肌醇等来化解脂肪的。它能把大颗粒的脂肪变小,并增加其流动性和渗透性,从而减少动脉硬化的发生。

老年斑在医学上被称为"脂褐质",此种"过氧化脂质"与蛋白质结合,沉积在细胞核附近,皮肤上就会呈现老年斑。如果卵磷脂加上维生素 E 及亚麻油酸就可减少老年斑的发生。亲水性也是卵磷脂的又一特点,可使人的皮肤润泽。有人发现,东方老年妇女皱纹出现较晚,且不明显,而西方老年妇女则皱纹较明显。究其原因,有人认为是东方妇女大豆食入较多,而大豆中有2%为卵磷脂,能保持皮肤里的水分。

卵磷脂本是人体自造的维持生命的基本物质,但有些人,尤其是老年人可能会出现不足,故应从诸如大豆类食品中补充卵磷脂。

 三酰甘油的季节性变化

国内外的一些研究均证实,人和动物的血脂水平一样,在不同季节有着非常显著的差别。北京医院的一项研究观察报告指出,对52名未服任何药物的健康人,在春、夏、秋、冬每个季节,都进行血脂监测,结果显示,血清总胆固醇水平以秋季最高,夏季最低,秋夏两季间统计差别非常显著。而血清三酰甘油水平以春季最高,秋季最低,两季间的统计差别也非常显著。因此,在对高脂血症患者进行饮食调养时,必须考虑不同季节对血脂的影响。

春季血清三酰甘油水平最高,这时就应减少动物脂肪和糖类食物的摄入,同时减少总热量的供给,以防止三酰甘油的过度升高对身体带来的危害。因夏季血清总胆固醇水平最低,故可适当增加蛋黄和动物肉类食物,以保证体内胆固醇的供给。因秋季血清总胆固醇水平最高,而三酰甘油水平最低,故应减少蛋黄、动物内脏等高胆固醇食品的摄入,并适当增加动物脂肪和植物油摄入,以防止血清总胆固醇的升高和三酰甘油的减少,保证热量的供给。

日常饮食降脂法则

 均衡饮食的概念

高脂血症的一个重要患病因素就是饮食不节制,摄食过度。恣食肥腻甘甜厚味,过多膏脂随饮食进入身体,输出、转化不及,滞留血中,导致血脂升高。长期饮食失当,或酗酒过度,会伤及脾胃,健运失常,不能化精微营养全身,反而变成脂浊混入血中,引起血脂升高。

因此,饮食治疗高脂血症的目标是通过调整饮食结构和尽量降低已升高的血脂，来维持合理的营养，同时保持体重在标准范围内。饮食治疗的主要内容和目的是，逐步减少饱和脂肪酸和胆固醇的摄入，通过减少总热量的摄入和增加有氧锻炼以减轻体重。医学专家推荐，日常饮食中脂肪成分不超过总热量的30%（甚至20%），饱和脂肪酸摄入量必须低于总热量的1%（甚至6%~8%），多不饱和脂肪酸摄入量每天应限制在250~300毫克（有的患者限制在150~200毫克），增加食物中的纤维素成分，每天达到356克，食物蛋白质、维生素、无机盐的摄入量控制在合理范围内。具体来说，低热量、低胆固醇、低脂肪、低糖类、高纤维素的均衡饮食主要有以下几个方面的要求。

每日热量均衡分配，不宜饥饱过度，不要偏食，切忌暴饮暴食，改变早餐单一、晚餐丰盛和入睡前吃夜宵的习惯。

主食应以谷类为主，粗细搭配，粗粮中可适量增加玉米、莜面、燕麦等成分，保持碳水化合物供热量占总热量的55%以上。

增加豆类食品，提高蛋白质利用率。以干豆计算，平均每日应摄入30克以上，或豆腐干45克，或豆腐75~150克。

在动物性食物的结构中，增加含脂肪较低而蛋白质较高的动物性食物，如鱼、禽、瘦肉等，使动物性蛋白质的摄入量占每日蛋白质总摄入量的20%，每日总脂肪供热量不超过总热量的30%。

食用油以植物油为主，每人每日用量以25~30克为宜。

膳食成分中应减少饱和脂肪酸，增加不饱和脂肪酸（如以人造奶油代替黄油，以脱脂奶代替全脂奶），使饱和脂肪酸供热不超过总热量的10%，单不饱和脂肪酸占总热量10%~15%，多不饱和脂肪酸占总热量7%~10%。

提高多不饱和脂肪酸与饱和脂肪酸的比值。西方膳食推荐比值为0.5~0.7，我国传统膳食中因脂肪含量低，多不饱和脂肪酸与饱和脂肪酸的比值一般在1以上。

膳食中胆固醇含量不宜超过每日300毫克，保证每人每日摄入的新鲜水果及蔬菜达400克以上。

减少精制米、面、糖果、甜糕点的摄入，以防摄入过多热量。膳食成分中应含有足够的维生素、矿物质、植物纤维及微量元素，但应适当减少食盐摄入量。

少饮酒、咖啡和含糖多的饮料,多喝茶。

 预防高脂血症的饮食对策

健康人不必禁食高胆固醇、高三酰甘油食品,但也不要过多食用肉类和奶油等制品,要维持饱和脂肪酸(主要存在于肉类和乳制品中)和不饱和脂肪酸(主要存在于植物性脂肪和鱼油中)的平衡。预防高脂血症除了控制胆固醇的水平外,还要预防其他不良生活习惯所致的疾病。具体来说,从饮食上预防高脂血症其实很简单,只要做到以下几个要求就可以了。

必需摄取的热量,可根据标准体重来制定;主食要规范摄取,副食要注意营养均衡;不要偏食,每餐都注意品种多样化;以一周为单位,变化食谱;一日三餐要有规律;每餐的热量要均衡,特别注意晚上不要吃得过饱;细嚼慢咽,保持心情愉快;不要边吃饭边做其他的事;有些食物必须充分摄取,如新鲜蔬菜、鱼贝类、豆类制品、牛奶和乳制品(不包括黄油和奶油)、富含膳食纤维的食品(蔬菜、海藻、蘑菇等)。尽量少食用含有动物脂肪的点心,含盐量过高的食品等。

 按运动量摄入每日热量

保持食量与热量消耗之间的平衡,要根据每个人的劳动性质等具体情况,选择相应的标准,计算出每天的总热量,分配于三餐,或根据食物所含热量值,自由配餐。

1. 极轻度劳动 极轻度劳动指以坐着为主的工作,如办公室工作、组装或修理收音机、钟表等。此种劳动者每日每千克体重需热量 104.5 ~ 125.4 千焦(25 ~ 30 千卡),每日的蛋白质总量为 70 克。

2. 轻度劳动 轻度劳动指以站着或少量走动为主的工作,如店员售货、化学实验操作、教员讲课打字等。此种劳动者每日每千克体重需热量 125.4 ~ 146.3 千焦(30 ~ 35 千卡),每日的蛋白质总量 80 克。

3. 中度劳动 中度劳动指以轻度活动为主的工作,如学生的日常活动、机动车驾驶、电工安装、金工切削等。此种劳动者每日每千克体重需热量146.3～167.2千焦（35～40千卡），每日的蛋白质总量90克。

4. 重度劳动　重度劳动指以较重的体力活动为主的工作，如非机械化的农业劳动、炼钢、舞蹈、体育运动等。此种劳动者每日每千克体重需热量167.2～209.8千焦（40～50千卡），每日的蛋白质总量100克。

5. 极重度劳动　极重度劳动指以极重的活动为主的工作，如非机械化的装卸、伐木、采矿、挖路等。此种劳动者每日每千克体重需热量209.8千焦（50千卡）以上，每日的蛋白质总量110克以上。

老年患者怎样调理饮食

老年人得了高脂血症，除了积极的药物治疗外，合理饮食也是促进和维持脂质代谢平衡的重要措施。因此，老年人要限制总热量、低脂低胆固醇饮食、高纤维饮食、多饮茶、戒烟限酒、优化生活方式。

1. 限制总热量　老年人的基础代谢率减低，热量需要量要比成年人低。有高脂血症的老年人更应严格控制热量的摄入，每人每天的热量摄入要控制在120千焦/千克体重之内，折合主食每天不宜超过300克。给老年人推荐的食品有馒头、米饭、面包、豆腐、豆浆、牛奶、瘦肉、鱼类以及各种蔬菜、水果等。

2. 低脂低胆固醇饮食　有高脂血症的老年患者要严格控制动物脂肪或胆固醇的摄入，食油以富含不饱和脂肪酸的植物油为主，如豆油、花生油、玉米油，蛋类每天不超过1个，或2～3天吃1个鸡蛋。少吃油炸、油煎、油酥的食物及猪皮、鸡皮、鸭皮、鱼皮等。炒菜宜选用不饱和脂肪酸高的油脂，如花生油、菜籽油、橄榄油等。

3. 高纤维饮食　饮食中的膳食纤维可与胆汁酸相结合，增加胆盐在粪便中的排泄，降低血清胆固醇浓度。富含膳食纤维的食物主要有粗粮、杂粮、干豆类、蔬菜、水果等。每人每天摄入的膳食纤维量以35～45克为宜。

4. 多饮茶、戒烟限酒　各种茶叶均有降低血脂、促进脂肪代谢的作用，其中以绿茶降血脂作用最好。因此，患有高脂血症的老年人不妨多饮茶。

长期吸烟或是酗酒均可干扰血脂代谢,使胆固醇和三酰甘油上升,所以老年人最好戒烟限酒。

合理饮食"一、二、三、四、五""红、黄、绿、白、黑"

对于一般高脂血症患者的合理饮食结构,有专家将其归纳为"一、二、三、四、五"和"红、黄、绿、白、黑"。它们的含义如下:

"一"是指每日饮一袋牛奶,内含 250 毫克钙,既补充了钙和蛋白质,又减少了高脂血症的发病概率。"二"是每日摄入主食 300 ~ 400 克,其中瘦人可多吃些,而肥胖者应少吃些。"三"是指每日进食 3 份高蛋白质食品,每份可为瘦肉 50 克,或鸡蛋 1 个,或鸡鸭肉 100 克,或鱼虾 100 克,或豆腐 100 克,以每日早、中、晚餐各一份为宜。"四"是指"不甜不咸,有粗有细,三四五顿,七八成饱"。即每天可吃三顿、四顿或五顿,每顿可吃七八成饱。"五"是指每日摄取 500 克蔬菜和水果,一般每日吃 400 克蔬菜,100 克水果。

"红"是指每日可饮红葡萄酒 50 ~ 100 毫升,有助于升高血中高密度脂蛋白,可预防动脉粥样硬化。还要每日进食 1 ~ 2 个番茄,除降脂降压外,还可使男性前列腺癌的发生率减少 45%。"黄"是指胡萝卜、红薯、南瓜、玉米等,每天要适量食用其中的一种。"绿"是指饮绿茶和食用深绿色蔬菜,它们所含的维生素 C、茶多酚、茶碱等,有去脂降压等多种功用。"白"是指燕麦片(或燕麦粉),每天可适量服用,一般每日用 50 克,水煮 5 ~ 10 分钟,兑入牛奶中合用,可起到降血脂的作用。"黑"是指黑木耳或香菇等要每天食用,每天可用黑木耳 10 克,或香菇 100 克,泡发后,烹调入菜肴中,有降低血脂等功用。

能降血脂的烹饪秘法

1.蒸法　蒸在饮食保健的烹饪方法中经常使用。即先将食物拌好调料,然后隔水蒸熟。也可将食物放入米粉包、荷叶或菜叶中蒸,还可将食物放入容器中蒸,又叫清蒸。也可在食物中加水或汤蒸。蒸食的特点是原汁原味,保持食物中的原有营养成分不变。

2.炖法 炖也是食物加工的常用方法,又名清炖,如炖肉、炖鱼等。炖是将食物洗净切块后下锅,加入适量清水,放入调料,武火烧开,撇去浮沫,改文火炖至熟烂。食物的特点是原汁原味,质地软烂。

3.煮法 煮也是常用方法之一,是将食物下锅加水,先用武火煮沸,再用文火煮熟即可。煮的时间比炖的时间短,适用于体积小易熟的食物。特点是味道鲜美,食物中有营养价值的成分能较好地溶解于汤汁中。

4.熬法 熬是在煮的基础上再继续用文火熬至汁稠而烂,适用于含胶质多的食物。其食物特点是食物稠而烂,味浓易消化,适宜于老年人食用,如熬粥。

5.凉拌法 凉拌是生食或近乎生食的一种方法,其是将食物洗净切细,用开水烫后再加调料拌匀,适用于蔬菜类食物,能较好地保存营养素使之不被破坏,特点是鲜嫩而脆,清香可口。

巧吃助你降血脂

我们都知道高脂血症患者进餐不宜吃得过饱。这是因为过多的食物,特别是高蛋白质、高脂肪食品,较难消化,会使腹部胀满不适,膈肌位置升高,增加迷走神经兴奋性,从而影响心脏的正常功能,又由于消化食物的需要,饭后全身血液较多地集中在胃肠道,使冠状动脉供血更显不足,进一步加重心肌缺血、缺氧,容易诱发心绞痛、心律失常,甚至发生急性心肌梗死而危及生命。晚餐过饱则危险性更大,因为人入睡后血液的流速较缓慢,如果晚餐进食脂肪较多,吃得过饱,血脂就会大大升高,极容易沉积在血管壁上,影响血管弹性,增加血管硬化的程度。下面的一些吃的方法,就是有效的降脂妙招。

1.饭前喝汤 人们喜欢喝汤,除了汤能滋润肠胃,帮助消化,促进食欲外,很重要的一点还在于它有一定的食疗作用。饭前喝汤比吃别的营养丰富的菜摄入的热量少200千焦,因此对那些节制饮食减轻体重、降低体内过高血脂的人来说,如在一个星期中,有4次吃饭前喝汤,坚持10个星期,他们的体重将会减轻20%,血脂同样也会得到适当的控制。

2. 细嚼慢咽　高脂血症患者在日常就餐时减慢进食速度,可以达到降低血脂的目的。经过观察,同样的食物同样的量,大多数的高脂血症男性患者用8～10分钟吃完,而健康人却用13～16分钟吃完。食物进入人体,血糖就要升高,当血糖升高到一定水平,大脑食欲中枢发出停止进食信号时,快食者往往已经吃了过多的食物,所以快食会引起高脂血症。若减慢进食的速度,则可有效地控制食量,起到降低血脂作用。所以高脂血症患者在吃饭时要细嚼慢咽,以减慢进食速度,达到控制血脂的目的。

3. 三餐均衡法　高脂血症患者一日三餐要定时定量,早餐一定要吃,晚餐一定要少。不吃早餐,中午对付,晚上会餐,这样不利于降低血脂。不吃早餐的人,一上午要忍饥挨饿,一旦有机会吃东西,便会多吃,或在午饭前吃一些高糖、高脂肪的零食。一天下来,会比平时摄取更多的热量。倒不如把一天的热量摄取量分为3顿或4顿吃,使血糖不至于忽上忽下,而且这样比较容易控制食量。

4. 分食法　国外食疗专家经研究提出了一种新式的降低高脂血症的方法,即主要要求高脂血症患者在每一餐中不能同吃某些食物。比如,在吃高蛋白质、高脂肪的荤菜时,可以食用一种蔬菜,但不能喝啤酒,不能吃面包、马铃薯等碳水化合物类食品。这主要是因为人体脂肪由其他营养素转化而来,人们在食用高蛋白质食品时,不食用碳水化合物,血脂就会得到有效控制。

5. 断食法　应用断食疗法对治疗肥胖、糖尿病、高血压及高脂血症有显著的临床疗效。

正规断食疗法的全过程,可分为逐渐减食期、正式断食期和逐渐增食期3个阶段,实行者必须严格遵守3个阶段的有关规定。正式断食前的准备工作非常重要。一般来说,从断食2～3周前开始,就应当节制饮食,减少饮食量,不可偏食和过食,特别要尽量控制饮酒、吃甜食和吸烟。这一阶段即是逐渐减食阶段。

此阶段要求逐渐减食的天数与正式断食的天数相同。如要实行3天的正式断食,就必须先有3天的逐渐减食期;要实行5天的正式断食,就必须先有5天的逐渐减食期。在逐渐减食期间,饮食量要一天比一天少,到减食期的最后一天时,饮食量接近断食,才是正确的减食。

如要实行3天正式断食,那么,在3天的逐渐减食期间,第1天应将食量减为平时的3/4,第2天减为平时的1/2,第3天减为平时的1/4;如要实行5天的正式断食,那么,在5天的逐渐减食期间,第1天应将食量减为平时的5/6,第2天减为平时的2/3,第3天减为平时的1/2,第4天减为平时的1/3,第5天减为平时的1/6。

断食的天数要从短到长,循序渐进。如一开始,可以先断食1~2天,以后逐渐增加,使身体逐渐适应。这样,到第四五次时,即使断食七八天,也不会感到多么困难。若一开始就断食1周或10天,即使平时身体健康的人,也会感到头昏眼花,难以坚持正常的日常工作。正式断食期间,参加适当的工作与否,对精神和身体的影响截然不同。如果从事轻微的工作,就可以从一定程度上避免饮食的诱惑,不觉得饥饿难忍。断食期间,要尽量参加一些力所能及的工作。

正式断食疗法结束后,进入逐渐增食阶段,但切不可骤然大量增食。逐渐增食阶段的天数也与正式断食的天数相同。如正式断食5天的话,断食前的逐渐减食阶段为5天,断食后的逐渐增食阶段也为5天。这样,整个断食过程就是15天。如果进一步慎重实行的话,可以再将断食前的逐渐减食阶段和断食后的逐渐增食阶段各增加10天,使整个断食过程变为35天。

食物中胆固醇含量的划分

胆固醇存在于动物性食物之中,但不同的动物以及动物的不同部位胆固醇的含量是不同的。一般而言,兽肉的胆固醇含量高于禽肉,肥肉高于瘦肉,贝壳类和软体类高于一般鱼类,而蛋黄、鱼子、动物内脏的胆固醇含量则最高。

通常,把每100克食物中胆固醇含量低于100毫克的食物称为低胆固醇食物,如鳗鱼、鲳鱼、鲤鱼、瘦猪肉、瘦牛肉、瘦羊肉、鸭肉等;将每100克食物中胆固醇含量为100~200毫克的食物称为中度胆固醇食物,如草鱼、鲫鱼、鲢鱼、黄鳝、河鳗、甲鱼、蟹肉、猪排、鸡肉等;而将每100克食物中胆固醇含量为200～300毫克的食物称为高胆固醇食物，如猪肾、猪肝、猪肚、蚌肉、蛋黄、蟹黄等。高胆固醇血症患者应尽量少吃或不吃高胆固醇的食物。

每天吃多少胆固醇合适呢？健康成人和不伴有冠心病或其他动脉粥样硬化病的高胆固醇血症患者，每天胆固醇的摄入量应少于300毫克，而伴有冠心病或其他动脉粥样硬化病的高胆固醇血症患者，每天胆固醇的摄入量应少于200毫克。

关于瘦肉的错误观念

很多人认为肥肉脂肪中含有大量饱和脂肪酸，对人体有害，常食肥肉会使人发胖，使血清胆固醇升高，从而引发高脂血症、动脉粥样硬化、脑出血等心血管疾病。因此，很多人只吃瘦肉，不吃肥肉。虽然瘦肉脂肪中的饱和脂肪酸低于肥肉，但不能笼统地讲瘦肉都是低脂肪的。

营养学家对各种动物肉的脂肪进行测定，以100克重量为例：兔肉脂肪含量为0.4克，马肉为0.8克，瘦牛肉为6.2克，瘦羊肉为13.6克，而瘦猪肉却高达28.8克，若把瘦猪肉作为日常膳食结构中主要的食物来源，也有可能引发高脂血症、动脉粥样硬化、脑出血等心血管疾病。

最近，英国皇家研究院布比斯医师经过分析研究表明：多吃瘦肉对人体健康的危害多于肥肉，因为瘦肉在烹制过程中，会产生一种致癌物质——杂环胺。动物实验表明，杂环胺是一种损害基因的物质，会使体内的脱氧核糖核酸（DNA）发生诱变。瘦肉中的杂环胺能被大肠直接吸收进入血液中，西方国家肠癌发病率高于其他国家，这与他们国家的人们常食瘦肉，尤其喜食大量红肉——牛排——有关。

此外，瘦肉中蛋氨酸含量较高。蛋氨酸是合成人体一些激素和维护表皮健康所必需摄取的氨基酸，但在一些酶类的催化激活下，在热理化处理过程中的蛋氨酸会产生一种叫同型半胱氨酸的有机物。同型半胱氨酸会直接损害动脉血管壁内的内皮细胞，促使血液中的胆固醇和三酰甘油等脂质沉积并渗入动脉血管壁内，从而发生动脉粥样硬化。食瘦肉过多，蛋氨酸就会增多，同型半胱氨酸含量也相应地增加，加速动脉粥样硬化症发生。

🌸 能吃鸡蛋吗

鸡蛋是一种价廉味美、营养丰富的食品。一个鸡蛋中含蛋白质 5～6 克，而且绝大部分为白蛋白，是所有成人食物蛋白质中生物价值最高的。一个鸡蛋中含脂肪 5～6 克、钙 30 毫克、维生素 A 720 国际单位。此外还含有卵磷脂、B 族维生素和烟酸等成分，其中的卵磷脂可以有效地预防老年痴呆的发生。有一些研究指出，蛋黄中含有的卵磷脂不但不会增加血清胆固醇的水平，甚至有轻度降低血清胆固醇的作用。然而鸡蛋的蛋黄部分含有较多的胆固醇(平均每个鸡蛋含 250～300 毫克)，使得它的食用受到限制，但也不必过分地拒绝它。

健康人在日常饮食条件下，每天食用 1 个鸡蛋，并不会引起血胆固醇含量明显增高。因此，对血胆固醇含量正常的高三酰甘油血症患者允许适当食用鸡蛋，一般以每周不超过 4 个为宜。而高胆固醇血症患者，尤其是重度患者，则应尽量少吃鸡蛋。

🌸 鱼与因纽特人的健康

美国学者发现，以海鱼为主食的因纽特人很少患冠心病和缺血性中风，这和他们大量食用海鱼，从中摄取多量的二十碳五烯酸和二十二碳六烯酸有很大关系。因纽特人很少食用陆生动物的肉和奶，也很少进食植物性食品，主要的食品是鱼肉、鱼肠、鲸油及鱼的其他部位。研究发现，因纽特人血中总胆固醇和三酰甘油水平普遍较低，而高密度脂蛋白胆固醇水平则较高，而且因纽特人体内的二十五碳五烯酸含量也较高。

二十五碳五烯酸主要来源于食物，少量由体内合成。水生动物如牡蛎、鲭鱼、大马哈鱼、金枪鱼、鲸鱼等海鱼中二十五碳五烯酸和二十二碳六烯酸的含量很高。二十五碳五烯酸可以有效地降低血脂，抑制血小板的凝集，从而有利于预防冠心病和缺血性中风。但过多进食鱼油因可影响凝血功能而引起出血，所以因纽特人患脑出血者较多。二十六碳六烯酸对防止记忆力衰退、预防和治疗老年痴呆有很大作用。因此,高脂血症患者经常进食海鱼有益于动脉粥样硬化和冠心病的预防和治疗。

常见降脂食物详解

1.大蒜　近年来,人们发现大蒜具有特殊的调节血脂和抗血小板聚集的作用。研究人员曾对30名冠心病患者用大蒜进行治疗,8个月后这些患者血中胆固醇和三酰甘油的水平明显降低,而对健康有益的高密度脂蛋白则有所增加,因而使冠心病的发作危险大为减少。大蒜的调脂效能与大蒜内所含的蒜素有关。实验发现,将几滴蒜素滴入牛奶,牛奶中的胆固醇明显降低,由此证明大蒜含挥发性辣素,可消除积存在血管中的脂肪,有明显的调脂作用,是防治血脂异常和动脉粥样硬化的“良药”。美国的实验报告指出,高胆固醇血脂症患者,每天食用3克大蒜,可使血液胆固醇含量明显下降;英国医学专家发现,大蒜有溶解体内瘀血作用,因此可用于冠状动脉血栓等症。英国科学家研究发现,新鲜大蒜能够大大降低血液中胆固醇的含量。大蒜粉剂制品可降低8%的胆固醇,而新鲜大蒜或大蒜提取物可降低15%的胆固醇。

2.芦笋　在国外,芦笋有“长寿草”之誉。据研究,芦笋对血脂异常、高血压、动脉硬化以及癌症具有良好的预防效果。测定表明,每100克鲜芦笋含胡萝卜素200毫克、维生素C 21毫克,此外含有多种B族维生素。小鼠喂饲芦笋和芦笋汁15天,可对高脂饲料引起的血清总胆固醇(TC)、三酰甘油(TG)和β脂蛋白(β-LP)升高有明显的抑制作用。芦笋皮对血清TG与β-LP的上升也有抑制作用,但对血清TC的升高无效。芦笋茎尖的降脂效果显著,尤其降低血清TC可达81.3%,β-LP下降65.1%,TG只下降17.7%。单喂芦笋汁可使TC降低46.9%,但对β-LP没有作用。老年高血脂患者每日早晚服芦笋罐头固体物100克,4周后,血清TC和TG均显著下降。

3.生姜　动物实验证明,生姜有降低胆固醇的作用。研究认为,可能是生姜中的油树脂与胆酸合并阻止了胆固醇的吸收并增加了排泄所致。生姜中含有一种类似水杨酸的有机化合物,该物质的稀溶液是血液中的稀释剂和防凝剂。生姜还含一种辛辣和芳香气体挥发油,具有增加血液循环等作用,对降血脂、降血压、防止血栓形成有良好的作用。

4.莜麦　生产麦片的原料是裸燕麦,俗称"莜麦"。这种作物,性喜凉爽湿润,在我国粮食作物中的比例很小,主要分布在北方高海拔地区。

裸燕麦粉(即"莜面")不仅是营养价值极高的食品,而且在防治血脂异常和糖尿病中,也具有特殊的功效。血脂异常是动脉硬化的主要危险因素之一,也是引起冠心病的重要原因。燕麦所含的脂肪中,主要成分是不饱和脂肪酸,而且在不饱和脂肪酸中,用做降脂药物的亚油酸又占了将近一半。所以,经常吃莜面,可以明显调节血脂。

5.山楂　山楂内含三萜类和黄酮类成分,具有加强和调节心肌的作用,能增加心室心房运动振幅及冠脉血流量,还能降低血清胆固醇,是心脑血管疾病的"良药"。山楂有消食化积、散瘀行滞的作用。早在明代,我国医药学家李时珍就用山楂来"化饮食、消肉积",治疗因食用肉类过多而引起的疾病。现代药理研究发现,山楂具有扩张血管、改善微循环、降低血压、促进胆固醇排泄而调节血脂的作用。

取山楂20克(鲜品100克)、决明子20克,水煎代茶饮;山楂片10克,用500克水浸泡,第二天早晨空腹一次饮用(冬天需加温),1小时后再进食。经常饮用有较好的降血脂作用。

6.胡萝卜　胡萝卜富含维生素A和胡萝卜素,是一种防癌蔬菜。它还含5种人体必需的氨基酸,十几种酶以及钙、磷、铁、锰、钴等矿物元素和纤维素,这些成分显然对防治冠心病大有好处。胡萝卜中还含有槲皮素、山茶酚等,临床医学已证明,它能增加冠状动脉血流量、降低血脂、促进肾上腺素的合成,因此胡萝卜又有降血压、强心等功能。

7.茄子　茄子含B族维生素、维生素C、胡萝卜素等,紫色茄子还含维生素P,能增强细胞黏着力、降低血胆固醇,提高微血管弹性,有降脂、通脉作用。茄子纤维中含有皂草苷,具有降低血液胆固醇的功效,对于提高微血管弹性、防止小血管出血更有明显效果,有利于心血管疾病的防治。茄子对血脂异常、动脉硬化、高血压和冠心病有一定的疗效。

8.洋葱　洋葱可预防血脂异常冠心病。此外,它还含有能刺激血浆纤维蛋白活性的成分。洋葱也是目前所知唯一含有前列腺素的植物。洋葱的成分特点,使它对人体具有扩张血管、降低外周血管和心脏冠状动脉的阻力、对抗体内儿茶酚胺等升压物质以促进钠盐排泄等作用。

9. 番茄　番茄中的维生素 C 含量虽不高,但因其有抗坏血酸酶和有机酸的保护而不易被破坏。维生素 C 可软化血管而防止动脉硬化,可与亚硝胺结合而具有防癌抗癌作用。番茄中的烟酸既可保护人体皮肤健康,又能促进胃液正常分泌和红细胞生成。番茄中的谷胱甘肽物质可延缓细胞衰老,有助于消化和利尿。番茄中的纤维素可促进胃肠道蠕动和促进胆固醇由消化道排出体外,因而具有降低血胆固醇和通便的作用。番茄中的有机酸可促进食物消化,黄酮类物质有显著的降压、止血、利尿作用。

10. 茶叶　茶叶中所含有的生物碱具有强心利尿作用,且所含挥发油和鞣酸可以消食解腻。长期饮茶,能轻身防胖长寿,茶叶中含量最多的茶色素,具有明显的抗动脉粥样硬化形成作用,并可促进纤溶和降低血小板黏附率;茶叶中的芳香物质可溶解脂肪,解除油腻,帮助消化,促进吸收;茶叶中所含的天然维生素 C、维生素 E 以及硒等生物活性物质,可清除对人体有害的氧自由基,具有降低血脂、防治动脉粥样硬化、抗衰老等作用;茶叶中的茶多酚能改善血管的通透性,有效地增强心肌与血管的弹性,降低血压。

饮茶对健康有益,其中又以绿茶为最佳。香港的一项医学研究发现,在降低胆固醇含量上,喝绿茶比服用昂贵的药品更有效,可降低胆固醇含量达25%。经 2 年的观察发现,喝未经发酵的中国绿茶可很快降低人体内胆固醇的含量。其主要机制是,绿茶内含有大量的可降低胆固醇含量的儿茶素。有关资料表明,绿茶降低胆固醇最有效,其次为茉莉香片、乌龙茶、铁观音和普洱茶。

11. 大豆　黄豆蛋白质含量含 40%~50%,有植物肉之誉,如进一步合理加工(如制成豆腐),蛋白质的消化吸收率可达 90%~100%,脂肪含量 18%~20%,不饱和脂肪酸含量达 85%,有利于降血脂。黄豆中含有豆固醇,能抑制胆固醇的吸收。因此,血脂高的人可经常吃一些豆腐、豆芽菜以及各种豆类食物来降低血胆固醇,把它作为一种治疗手段。对于血脂不高的人,同样可以常吃些豆类食品,这样可预防高脂血症、动脉粥样硬化和冠心病。如果每日摄入 30~50 克黄豆,能显著降低血清总胆固醇、低密度脂蛋白及三酰甘油水平,而又不影响高密度脂蛋白胆固醇水平。研究表明,黄豆的降脂作用明显地与原来血脂水平高低有关,原血脂越高者,黄豆的降脂作用越显著。

大豆蛋白质中的氨基酸比较齐全,因而营养价值较高,特别是经过加工做成豆腐及其他制品之后,更易于人体消化、吸收和利用。大豆中含有较高的脂肪(占16%～20%),其中多不饱和脂肪酸占60%左右,远较其他植物油高。此外,大豆中还含有丰富的卵磷脂、植物类固醇、食物纤维、维生素、无机盐和微量元素,如钙、磷、铁、钾、锰、碘等,所有这些不仅有益于身体健康,而且有益于防治高脂血症和冠心病。

饮食中添加大豆有助于降低高胆固醇血症患者的血清胆固醇含量。研究人员发现,大豆对血清胆固醇含量低于6.63毫摩/升的研究对象的影响并不显著。但对于血清胆固醇含量介于6.63～8.66毫摩/升的研究对象来说,可以使血清胆固醇含量下降7.4%,血清胆固醇含量更高者的降低幅度可达19.6%。

12. 绿豆 绿豆含有丰富的蛋白质和糖类,食物纤维也很丰富,并含有胡萝卜素及维生素和多种微量元素等。绿豆所含蛋白质主要是球蛋白,并含有多种氨基酸和磷脂等成分。绿豆中的球蛋白和多糖成分,可促进动物体内胆固醇在肝脏分解成胆酸,加速胆汁中胆盐排出,降低小肠对胆固醇的吸收。另外,绿豆中的多糖成分还能增强血清脂蛋白酶的活性,使脂蛋白中的三酰甘油水解,从而达到降血脂的目的。研究表明,绿豆的降脂作用与绿豆所含植物类固醇竞争性抑制外源性胆固醇的吸收,增加胆固醇的排泄有关。因此,有人用绿豆或绿豆粉治疗高脂血症患者,均收到很好的效果。绿豆中含钾量很高,不仅有较好的降脂作用,而且还有助于降血压。临床观察发现,高脂血症患者每日进食50克绿豆,血清胆固醇下降率达70%。

绿豆食用时可以掺米煮饭或作为主食,或煮汤食之,亦可与谷类配合煮粥食用。其加工制品花式多,如绿豆磨粉是制作糕点的重要原料,或制成绿豆糕点、粉丝、凉粉。应用绿豆降血脂时,千万注意不要将绿豆的外皮去掉,包括煮食和制绿豆粉,尽量将绿豆的外皮(又称绿豆衣)一起吃下去,因为绿豆皮的营养成分比绿豆更丰富,其药用价值更高。

13. 花生 花生所含不饱和脂肪酸具有降低胆固醇的作用。食用花生油可使肝内胆固醇分解为胆汁酸,促使其排泄增强。花生油不仅能降胆固醇,还能预防动脉粥样硬化和冠心病的发生。有人用落花生的外壳煮煎浓缩后食用,其降低胆固醇,防治冠心病、动脉粥样硬化的作用和花生种子的效果一样。用花生外壳中的木质素可制成一种既有甜味又不含糖的新兴食品添加剂木糖醇,是糖尿病患者最理想的营养调味品之一。

花生壳提取液有明显的降脂、降压作用,随着剂量增加和疗程延长而有增强其作用的趋势。

14. 马齿苋　马齿苋含有大量的去甲基肾上腺素和大量钾盐,以及二羟基苯乙胺、苹果酸、谷氨酸、天冬氨酸、葡萄糖、胡萝卜素、多种维生素和微量元素等十几种活性成分。马齿苋对改善动脉脂质代谢紊乱、防止纤维性变、保护心血管、防治高脂血症等具有重要的临床价值。美国科学家发现,马齿苋中含有丰富的脂肪酸,该物质能抑制人体内血清总胆固醇和三酰甘油的生成,并可使血管内皮细胞合成的前列腺素增多,使血栓素 Ac(一种强烈的血管收缩剂和血小板凝集剂)减少。因为前列腺素是很强的血小板聚集抑制剂,有较强的扩张血管作用,所以经常服食马齿苋可预防高脂血症和血小板聚集,防止冠状动脉痉挛和血栓形成,可有效地防治心脑血管疾病。

地中海一带居民由于经常服用马齿苋,其高脂血症、心脏病和癌症的发病率明显低于其他地区的居民。法国人也喜欢食用马齿苋,其心脏病发病率也很低。因此,马齿苋有"长寿菜"的美称。

15. 麦麸　麦麸俗称麸皮,为麦子加工时脱下的麸皮。现代营养学研究表明,麦麸的营养素成分很丰富。其中钾的含量很高,每 100 克麸皮中就含钾 86.2 毫克,而钠的含量却很低,是优质的高钾食物。另外,麦麸含铬元素也很丰富,是补充钾元素和铬元素的极好食品。科学研究表明,人体缺少钾和铬容易诱发动脉粥样硬化、高血压病和高脂血症,如果能坚持在饮食中多食用些麸皮类食品,可有效地遏制以上病症的发生和发展。

麦麸中的纤维素可增加胃肠道蠕动,改变大便习惯,增加排便量,使脂肪、氮的排泄增加。如果能让高脂血症、糖尿病、动脉粥样硬化症、冠心病、结肠癌、痔疮、老年习惯性便秘等纤维缺乏性疾病患者经常食用麦麸类食品,可有明显的防治作用。人体内胆固醇的主要分解代谢过程是通过粪便增加胆固醇的排出。因此,专家提示多食纤维食品可使胆固醇的肠道排泄增加,吸收减少,从而使血清胆固醇下降,减轻动脉粥样硬化的形成。即使是高脂饮食者,如果增加不同的纤维食品,也能减少动脉粥样硬化的形成。用大麦、燕麦等制成的麦片,也有降低胆固醇的作用。

16. 香菇   香菇营养丰富,味道鲜美,自古就有"蘑菇皇后"的美誉。现代研究表明,香菇所含不饱和脂肪酸中,亚油酸占80%以上,18种氨基酸中有7种为人体必需氨基酸。香菇中所含的化学物质香菇太生等活性成分,有明显的降血脂作用。

17. 黑木耳   黑木耳含钾很高,每100克干品中含钾量可高达57毫克,为优质的高钾食物。高纤维素可促进肠道胆固醇的排泄,丰富的维生素、微量元素和高钾对防治高脂血症及冠心病具有一定的积极作用。因此,经常食用黑木耳对高脂血症、冠心病、高血压、动脉粥样硬化的患者有很好的防治功效。

黑木耳中的多糖有一定的抗癌作用,可用于肿瘤患者的辅助食疗。黑木耳中的一类核酸物质可显著降低血中胆固醇的含量。经常食用黑木耳还可抑制血小板凝集,对冠心病和脑、心血管病患者颇为有益。

18. 荠菜   我国历代医家十分看重荠菜的药用功效,荠菜性平,味甘,归肺、心、胃、肝、肾经,有和脾利水、止血明目、宣肺豁痰、温中利气等功效。在苏、浙、沪一带,民间一直流传有"三月三,荠菜煮鸡蛋"的习俗,每逢这天,家家户户都不会忘记采摘、寻觅或选购荠菜。

荠菜含有各种营养成分,其中很多成分比胡萝卜、大白菜、菜豆还要高。荠菜中的膳食纤维也很丰富,并含有维生素 B_1、维生素 B_2、维生素 C、维生素 E、尼克酸及钙、磷、铁、钠、钾等多种营养素。荠菜中钙含量很高,每100克鲜荠菜含钙量可高达294毫克,再加上丰富的纤维素,不仅对防止高血压病有较好食疗效果,而且对防治高脂血症、动脉粥样硬化也有可喜的效果。

19. 苜蓿   我国历代医家极为重视苜蓿的药用保健价值,中医学认为,苜蓿性平,味苦,归脾、胃经,有清热利湿、补血止喘、舒筋活络等功效。

苜蓿不但营养丰富,而且有较好的防治高脂血症、高血压病、冠心病的作用。动物实验表明,苜蓿对动物高脂肪、高胆固醇饲料所引起的高脂血症和动脉粥样硬化有很好的预防作用。在临床上,部分高胆固醇血症患者服用加工过的苜蓿子后,胆固醇可显著降低。其降脂机制可能是与苜蓿中含有较多的纤维素,尤其是与一种称为皂角素的物质有关。皂角素可与胆固醇的代谢产物——胆酸结合,有利于胆固醇的排泄。苜蓿有降脂、抗动脉粥样硬化,增强免疫功能,抗氧化、抗癌和雌激素的作用。

20. 蘑菇　蘑菇是一种低热量、高蛋白质、高维生素的食用菌，素有健康食品的美称。蘑菇中脂肪含量少，且以亚油酸为主。所以蘑菇具有很好的降脂保健作用。据日本铃木博士报道，让老年人食用鲜蘑菇 90 克或干蘑菇 9 克，连服 7 日，可使血清中的胆固醇值平均降低 6%～12%。而膳食纤维具有很好的降脂作用，蘑菇中所含的膳食纤维中纯天然的木质素比例很高，再加上蘑菇是有名的高钾食物，所以蘑菇不仅可降低血脂，同时兼有降低血压、降低血糖以及减肥的特殊作用。

21. 石花菜　石花菜又名海冻菜、红丝、凤尾等，是红藻的一种。它通体透明，犹如胶冻，口感爽利脆嫩，既可拌凉菜，又能制成凉粉。石花菜能在肠道中吸收水分，使肠内容物膨胀，增加大便量，刺激肠壁，引起便意。所以经常便秘的人可以适当食用一些石花菜。石花菜含有丰富的矿物质和多种维生素，尤其是它所含的褐藻酸盐类物质具有降压作用，所含的淀粉类硫酸脂为多糖类物质，具有降脂功能，对高血压、高血脂有一定的防治作用。中医认为，石花菜能清肺化痰、清热燥湿，滋阴降火、凉血止血，并有解暑功效。一般身体健壮者较为适合，每次 30 克左右。

22. 荷叶　荷叶为睡莲种植物莲的叶子，其质脆易碎，略有清香气，味苦、涩，性平，可清暑利湿，升阳散瘀。戴原礼在其书中云："荷叶服之，令人瘦劣，单服可以消阳水水肿之气。"服用方法为鲜荷叶 30 克，洗净，撕成碎片，入瓷杯中，沸水冲泡，温浸 15 分钟后即可饮服。如无鲜品，可以干品 10 克代之，制法如上，代茶饮。据临床实践证实，荷叶煎剂或浸膏，有降血胆固醇、三酰甘油、脂蛋白的作用。将荷叶中提出的生物碱和黄酮制成浸膏片，用于肥胖症治疗效果良好。

23. 苹果　许多人都习惯炖肉时放点山楂，这样可以起到降低血脂的作用，但因山楂会刺激胃酸分泌，因此不适合胃溃疡患者食用。实际上，苹果与猪肉一起炖也是不错的选择，不仅可以降血脂，而且胃不好的人也可以放心食用。

苹果中富含苹果酸、膳食纤维、果胶等物质，这些物质可在肠中与胆酸结合，阻碍肠内胆酸重新被吸收，从而促使血中胆固醇向胆酸转化，起到降低胆固醇的效果，这样人们在食用肉类时就可以避免吸收过多的胆固醇。苹果富含钾盐，进入人体血液后，能将钠盐置换出，并排出体外，从而可降低高血压,对动脉硬化、冠心病、脑血管病有保护作用,可以为心脑血管疾病患者食用肉类提供"保护伞"。苹果素有"果中之王"的美称,可以大大降低冠心病患者死亡的危险性,是防治冠心病的理想食品。老年冠心病患者每天吃1个或1个以上的苹果(至少110克),可以把因冠心病死亡的危险性降低一半。苹果所含果胶可以降低血胆固醇水平,有利于预防动脉粥样硬化。果胶还能与其他降低胆固醇的物质如维生素C、果糖、镁等结合成新的化合物,增强降血脂功效。需要注意的是,由于苹果富含糖类,所以糖尿病患者不宜过多食用。

24. 杏仁　杏仁味苦,性微温,富含蛋白质、脂肪、糖类、维生素及人体所需的微量元素。根据美国的一项最新研究成果显示,胆固醇水平正常或者稍高的人,可以用杏仁取代其膳食中的低营养密度食品,以达到降低血液胆固醇并保持心脏健康的目的。杏仁中所富含的多种营养素,比如维生素E,单不饱和脂肪酸和膳食纤维共同作用就能够有效地降低心脏病的发病危险。在一项有关杏仁对身体作用的研究中,85位中老年志愿者(平均年龄56岁)的总胆固醇水平降低了7.6%,低密度脂蛋白胆固醇水平下降了9%,且未造成体重的增加。因此,中老年人适当进食杏仁,可降脂抗衰,养颜排毒,作为健康平衡膳食的一部分,可收到良好效果。

25. 鱼　近些年来,深海鱼油在我国保健品市场上甚为风靡,许多中老年人把它作为保健品服用。这是因为深海鱼油中富含二十碳五烯酸(EPA)和二十二碳六烯酸(DHA),它们具有降低血胆固醇和三酰甘油、升高高密度脂蛋白、降低低密度脂蛋白的作用,并能抑制血小板凝集、抗动脉粥样硬化:二十二碳六烯酸对延缓老年人大脑萎缩、改善记忆力减退亦颇为有益。患有血脂异常和冠心病的老年人经常服用深海鱼油确有一定的保健作用。由于海鱼中亦富含二十碳五烯酸和二十二碳六烯酸,所以专家们说,经常食用海鱼也有这一功效。

我国盛产淡水鱼,常食淡水鱼是否也能有深海鱼油或海鱼那样的保健功效呢?对此,我国的医学科学工作者做了一系列的研究。结果表明,我国常见的几种淡水鱼如鲢鱼、鳊鱼、鳙鱼等鱼体内亦富含二十碳五烯酸和二十二碳六烯酸,这些淡水鱼的鱼油制剂和海鱼油比较,具有高不饱和脂肪酸(>65%)、低饱和脂肪酸(<2%)、低胆固醇(<0.2%)、低过氧化值(<0.1%)的特点,对健

康甚为有益。

临床证实,服用淡水鱼油制剂能显著调节血脂异常患者血中的胆固醇和三酰甘油的水平,并能降低低密度脂蛋白,升高高密度脂蛋白。服用一段时间后检测,降胆固醇的总有效率为73%,降三酰甘油的总有效率为75%,升高高密度脂蛋白的总有效率为36%。服用小剂量淡水鱼油还会使血中血栓素 B_2 降低和前列腺素升高,因此淡水鱼油和深海鱼油一样,也有抗血栓形成和扩张血管的作用,能有效改善微循环,防止血栓发生。

26.海带　海带又名昆布,食性咸、寒,无毒,具有软坚散结、通行利水、降脂降压等功效。

海带含有水分、蛋白质、脂肪、碳水化合物、粗纤维、灰分、钾、钠、钙、磷、铁、碘等多种矿物质以及维生素 A、维生素 B_1、维生素 B_2、烟酸等营养物质,有"海中蔬菜之王"的美称。海带所含海藻多糖、藻胶酸、纤维素等活性物质,可抑制胆固醇的吸收,并促进其排泄,阻止血管内血栓形成。褐藻胶与褐藻淀粉中含有海藻酸钠,目前已开发成为一种降脂药,最近又研究出岩藻糖胶也有降脂作用,此外海带多糖具有提高免疫功能、抗肿瘤作用。而且海带热量低,对于预防肥胖是最佳的食品。以海带作配菜佐膳,如炒食、凉拌、煮粥、煲汤皆可,有利于改善高血脂的症状,也可防治动脉粥样硬化的发生。

传承百年的降脂汤剂

 轻身散

【组成】

黄芪 500 克,人参(另炖)、茯苓、甘草、泽泻、云母粉各 3 克,生姜汁1500 毫升。

【主治】

益气健脾,利水消肿,适用于治疗脾虚湿盛型高脂血症。

【用法】

将黄芪研碎,与生姜同煎,以姜汁完全浸入黄芪中为度,然后将黄芪焙干,与其他药物一起研为细末,和匀,每日 3 次,每次 3 克,温开水送服。

 ## 化痰祛瘀汤

【组成】

陈皮 12 克,枳壳、莱菔子(包煎)、泽泻、泽兰、鸡内金、鳖甲各 15 克,丹参 20 克,生山楂 30 克。

【主治】

理气活血,化痰祛瘀,适用于治疗气滞血瘀型高脂血症、脂肪肝。

【用法】

水煎,每日 1 剂,分 2 次服。

 ## 大黄柴胡汤

【组成】

大黄 12 克,柴胡 12 克,半夏 9 克,赤芍药、丹参、山楂各 15 克,决明子 20 克。

【主治】

舒肝解郁,活血化瘀,适用于治疗气滞血瘀型高脂血症、脂肪肝。

【用法】

水煎,每日 1 剂,分 2 次服。

 ## 化痰降脂汤

【组成】

苍术、白术各 12 克,法半夏、木香、川芎各 10 克,茯苓、薏苡仁、丹参各 15 克。

【主治】

健脾利湿,理气化痰,适用于治疗脾虚湿盛型高脂血症。

【用法】

水煎，每日 1 剂，分 3 次服。

健脾逆脂汤

【组成】

黄芪、决明子、山楂、白术各 20 克，地龙、郁金、炒泽泻各 15 克，柴胡 9 克。

【主治】

健脾益气，清热利湿，适用于治疗脾虚湿盛型高脂血症、脂肪肝。

【用法】

水煎，每日 1 剂，分 3 次服。

陈楂参汤

【组成】

陈皮、法半夏、决明子、泽泻各 15 克，茯苓 10 克，山楂 24 克，丹参 30 克，大黄 6 克。

【主治】

健脾祛湿，理气化痰，适用于治疗脾虚湿盛型高脂血症、脂肪肝。

【用法】

水煎，每日 1 剂，分 2 次服。

降脂化浊汤

【组成】

泽泻、荷叶、决明子、紫丹参各 15 克，淡海藻、生山楂各 20 克，法半夏 10 克，陈皮 6 克，郁金 12 克。

【主治】

祛痰化浊，活血通络，适用于治疗痰瘀互结型高脂血症。

【用法】

水煎,每日1剂,分2次服。

茵泽地荷汤

【组成】

茵陈、泽泻、生地黄各30克,生何首乌、生山楂、牡丹皮、黄精、虎杖各12克,决明子、荷叶各15克。

【主治】

清肝利胆,活血化浊,适用于治疗痰瘀互结型高脂血症。

【用法】

水煎,每日1剂,分2次服。

溶脂消积汤

【组成】

柴胡、郁金、川芎、泽泻各10克,当归、决明子、白芍各15克,藏红花5克,生山楂30克,鸡内金20克,五味子12克。

【主治】

疏肝解郁,理气行瘀,适用于治疗气滞血瘀型高脂血症、脂肪肝。

【用法】

水煎,每日1剂,分2次服。

柴黄参楂汤

【组成】

柴胡12克,黄芪、生山楂、泽泻、丹参各30克,玄参、赤芍、陈皮、半夏各15克,大黄9克,甘草6克。

【主治】

疏肝理气,活血化瘀,适用于治疗气滞血瘀型高脂血症、脂肪肝。

【用法】

水煎,每日1剂,分2次服。

芪参肾气汤

【组成】

生黄芪、丹参、熟地黄、泽泻、怀山药、何首乌各30克,党参、山茱萸各15克,白术12克,茯苓、生山楂各20克,陈皮9克,水蛭粉(冲服)3克。

【主治】

滋阴补肾,健脾利湿,适用于治疗肝肾阴虚型高脂血症。

【用法】

水煎,每日1剂,分2次服。

降脂汤

【组成】

丹参、何首乌、黄精、山楂各15克。

【主治】

滋补肝肾,活血化瘀,适用于治疗肝肾阴虚型高脂血症。

【用法】

水煎,每日1剂,分3次饭后服。

肾病高脂方

【组成】

熟地黄、怀山药、茯苓、何首乌、黄精各20克,山茱萸、泽泻、牡丹皮、附子(先煎)、杜仲各10克,桂枝3克,黄芪30克。

【主治】

补脾益肾,益气温阳,适用于治疗脾肾阳虚型高脂血症。

【用法】

水煎,每日 1 剂,分 2 次服。

 血府逐瘀汤

【组成】

当归 9 克,生地黄 9 克,桃仁 12 克,红花 9 克,枳壳 6 克,赤芍 6 克,柴胡 3 克,甘草 3 克,桔梗 4.5 克,川芎 4.5 克,牛膝 10 克。

【主治】

上焦瘀血,头痛胸痛,胸闷呃逆,失眠不寐,心悸怔忡,瘀血发热,舌质暗红、边有瘀斑或瘀点,唇暗或两目暗黑,痛经,肌肤甲错,潮热以及脱疽、云雾移睛、青盲等目疾。现用于高血压、精神分裂症、脑震荡后遗症、慢性粒细胞性白血病、血栓性静脉炎、色素沉着、性功能低下、更年期综合征、顽固性头痛、顽固性低热、眼底出血等属瘀血内阻,日久不愈者。

【用法】

水煎服。

 玄参丹参饮

【组成】

玄参 10 克,丹参 15 克,怀牛膝 10 克,何首乌 15 克,枸杞子 10 克,石决明 12 克,车前子 10 克,桑寄生 10 克,杜仲 10 克,钩藤 12 克。

【主治】

补益肝肾,活血化瘀,用于高血压病,症见眩晕、头痛、心悸、失眠、耳鸣、腰膝酸软者。

【用法】

水煎服,每日 1 剂。临证只允许加减一两味药物。

降脂饮

【组成】

枸杞子10克,何首乌、决明子、山楂各15克,丹参20克。

【主治】

滋补肝肾,活血化瘀,适用于治疗肝肾阴虚型高脂血症。

【用法】

水煎,每日1剂,代茶饮。

降脂茶、汤、菜、粥谱

 家庭自制降脂茶一览

1.山楂降脂饮　生山楂15~30克,水煎2次,分2次服,每日2剂,连服6周。

2.山楂菊花饮　山楂、菊花、金银花等各20克,同放入茶杯内,冲入开水,加盖片刻即可饮用。

3.荷叶藿香饮　生姜4片,藿香6克,荷叶15克,水煎服,每日2~3次。

4.山楂麦芽饮　生山楂、炒麦芽各10克,煎煮后代茶饮用。

5.人参核桃饮　人参3克,核桃肉3个,煎煮后代茶饮用。

6.决明子茶　决明子12克,生首乌15克,生山楂15克,陈皮6克,研成细末,每次服6克,每日3次,温水冲服。

7.葫芦茶　陈葫芦壳15克、茶叶3克,共捣粗末,开水泡茶饮服,连服3~6个月。

8.乌龙茶　乌龙茶叶3~5克,开水冲泡后饮用。

9.人参叶茶　人参叶3克,用开水冲泡代茶饮用,每日1次。

10.三宝茶　普洱茶、菊花、罗汉果(各等份),三药各制粗末,分装,每袋20克,每日1次,沸水冲泡后饮服。

11.柿叶山楂茶　柿叶10克,山楂12克,茶叶30克,沸水浸泡几分钟后饮服。

12.降脂茶　绿茶2克,菊花10朵,山楂片25克,水煎饮服。

13.草决明菊花茶　草决明子5克,菊花5克。先将菊花洗净备用,草决明子先洗净炒至微膨带有香味后捣碎,纱布包好,用清水煮沸,煎至微黄色,再倒入菊花同煎几分钟即可。代茶饮,一次饮完后再加水冲泡。

14.首乌茶　制首乌20~30克,桑寄生20克,制黄精10克,炙甘草6克,水煎饮服。

精选降脂主食

1.香菇素包

原料:水发香菇150克,水发黑木耳100克,油面筋50克,青菜300克,精面粉500克,味精、植物油、麻油、精盐、鲜酵母各适量。

制法:将香菇、黑木耳、油面筋洗净后均切成细粒。青菜洗净后,在沸水锅里焯熟,捞出用冷水漂凉,切成细粒,挤干水。炒锅烧热,放油烧至六成热,下香菇、油面筋、黑木耳、精盐、煸炒至熟,起锅时加入青菜粒、味精拌和,淋上麻油即成馅心。将精面粉加鲜酵母用温水捏散,调成糊状,倒入面粉中。再加进温水适量,拌匀揉透,揉至面团光滑,不沾手,不沾案板。盖上布,静置2小时使其发酵,见面团中起均匀小孔,面团胀发膨松时做成圆皮包子坯。在包子坯中心放上馅心,捏拢收口,放入蒸笼静置15分钟左右,再放到沸水锅上武火蒸10分钟即成。当主食食用。

2.荠菜家常饼

原料:小麦面粉600克,荠菜600克,海米35克,麻油、精盐、味精、姜、葱各适量。

制法:面粉倒入盆内,加入水,拌和成面团,饧约30分钟。荠菜择洗干净,切成碎末,海米洗净,切成碎末,葱、姜去皮,洗净,切成末。荠菜末和海米末一起放入盆内,加入70克麻油和精盐、味精、姜末、葱末,拌匀,即成馅料。将面团放在案板上,搓成条,分成每个重约100克的剂子,按扁后擀成长方片,均匀地抹上馅料,卷成筒形,拿住两头抻长,一手按住一头,一手拿住另一头向里卷,盘卷成圆形,剂头压在中间,再擀成厚薄均匀,直径 12 厘米左右的饼坯。平锅内倒入麻油,烧热后放入饼坯,待饼底部烙黄时,饼面刷上油,翻身烙黄烙熟,即可食用。

3. 山楂莲子元宵

原料:糯米面 1150 克,面粉 1000 克,鲜山楂 500 克,莲子 350 克,芝麻 100 克,糖粉适量。

制法:将山楂洗净后蒸烂,待凉后去皮、核,制成山楂泥待用。莲子煮熟,捞出,沥水,捣成泥。将糖粉、面粉、山楂泥、莲子泥混合,加入芝麻,搅拌均匀,装入木模框中,压平,压实,脱模后切成 18 毫米见方的块。取平底容器,倒入糯米面盖好,用漏勺盛馅蘸上水,倒入糯米面中,滚动数次,取出后蘸水再滚动,这样连续多次滚动即成生元宵,按常规煮熟即成。当主食食用。

4. 麦麸山楂糕

原料:麦麸 50 克,山楂 30 克,茯苓粉 50 克,粟米粉 100 克,糯米粉 50 克,红糖 10 克。

制法:将麦麸、山楂去杂质。再将山楂去核,切碎,晒干或烘干,与麦麸共研为细末。再与茯苓粉、粟米粉、糯米粉、红糖一起拌和均匀,加水适量,用竹筷搅和成粗粉粒状,分装入 8 个糕模具内,轻轻摇实,放入笼屉用武火蒸 30 分钟,粉糕蒸熟取出即成。早、晚 2 次分服,或当点心,随餐食用。

5. 黄黏米核桃仁粽子

原料:黄黏米 100 克,核桃仁 6 个,苇叶、细麻绳各适量。

制法:将黄黏米泡于水中,淘洗干净。苇叶用温水浸泡透并洗净,取苇叶 2～3 张铺平,从中间折成漏头形状,放入 1 个核桃仁及 1/6 黄黏米,把苇叶上口包严,呈四角形,用细麻绳扎紧。共包 6 个。把包好的粽子放入锅内,加水浸没,粽子上放算子,算子上再压一洗净的重物,以免粽子在煮时移动。用武火把水煮沸,改用文火煮熟即成。当主食食用。

6. 上汤素水饺

原料:小麦面粉 300 克,胡萝卜 200 克,冬笋 200 克,圆白菜 20 克,香菇 20 克。

制法:胡萝卜、香菇洗净均切丝,放入开水中氽烫,捞出后压干水分。大头菜切碎;冬笋蒸熟后切碎。锅中倒入适量的油烧热,放入馅料爆香,再加入调味料(盐、白糖、酱油、香油、胡椒粉),煮到汁液收干后盛出,作为馅料。方形水饺皮中包入适量的馅料,包成饺子,放入滚水中煮到浮起时捞出就可以了。

方便快捷降脂粥

1. 双耳粟米粥

原料:黑木耳 30 克,银耳 20 克,粟米 100 克。

制法:将黑木耳、银耳拣去杂质,用温水泡发,洗净,用刀剁成双耳糜,备用。将粟米淘洗干净,放入砂锅,加水适量,武火煮沸,调入双耳糜,拌匀,改用文火煨煮 1 小时,待粟米酥烂、双耳熟烂,粥成即可。早、晚 2 次分服。

2. 香菇面筋粥

原料:水发香菇、青菜各 50 克,水面筋、粳米各 100 克,清水 1000 毫升,麻油 10 克,精盐 3 克,味精 1 克。

制法:将水面筋切成小块,青菜和水发香菇洗净切成丝。再将粳米淘洗干净,入锅,加清水置武火上烧沸,转用文火,待米粒煮透时加入面筋、青菜、水发香菇和精盐,熬煮成粥,加入麻油、味精即成。早、晚餐食用。

3. 玉米木耳粥

原料:玉米粒 150 克,黑木耳 10 克(冷水浸泡),盐适量。

制法:将玉米粒用压力锅加水 300 毫升煮至将烂时,改用普通锅,放入木耳同煮为粥,放入一点儿盐,调匀。每日早、晚空腹服。

4. 山楂粥

原料:干山楂 30 ~ 40 克(鲜果 60 ~ 90 克),大米 100 克,砂糖 10 克。

制法:将干山楂水煎后取汁,加大米同煮成稀粥,待熟时调入砂糖,稍煮即可。每日上、下午服食。

5. 车前子粥

原料:粳米 50 克,车前子 15 克。

制法:将车前子用布包好,放入砂锅中,加水 200 毫升,煎至 100 毫升,去药袋,加入淘洗干净的粳米,再加水 400 毫升,一同煮为稀粥即可。每日服 2 次,温热食用。

6. 冬菇木耳瘦肉粥

原料:猪肉 60 克,粳米 60 克,冬菇 15 克,木耳 15 克。

制法:将冬菇、木耳剪去蒂脚,用清水浸软,切丝备用。猪瘦肉洗净,切丝,腌制备用。粳米洗净,把粳米、冬菇、木耳一齐放入锅内加清水适量,文火煮成稀粥,再加入猪瘦肉煮熟,调味即可,随量食用。

7. 茯苓莲子粥

原料:粳米 100 克,莲子 30 克,茯苓 30 克,红枣 20 克。

制法:将红枣、莲子文火煮烂,连汤放入粳米粥内,加茯苓(晒干磨碎末)粉再煮沸即成。

8. 腐竹猪肝粥

原料:粳米 100 克,小米 50 克,猪肝 100 克,腐竹 100 克,姜、色拉油、盐、胡椒粉各适量。

制法:鲜腐竹洗净,剪碎;姜片洗净切丝,粳米、小米淘洗干净,用冷水浸泡好,猪肝洗净,放入热水中稍烫一下,切薄片,下色拉油、盐、胡椒粉拌匀。锅中加入约 1500 毫升冷水,将粳米、小米依次放入,用旺火烧沸,然后加入鲜腐竹、猪肝片和姜丝,改用文火熬煮成粥,下入盐调好味,再稍焖片刻,即可盛起食用。

9. 何首乌粥

原料:粳米 100 克,何首乌 50 克,红枣 10 枚,冰糖 30 克。

制法:何首乌放入砂锅中煎煮浓缩后,去渣取汁,粳米和红枣与药汁同入砂锅煮粥,粥将熟时,加入红糖或冰糖少许调味,再煮一二分钟即可食用。

10. 绿豆荷叶粥

原料:粳米 50 克,绿豆 100 克,荷叶 30 克,冰糖适量。

制法:绿豆洗净,用温水浸泡 2 小时,粳米淘洗干净,用冷水浸泡半小时,捞出,沥干水分。鲜荷叶洗干净,取锅加入冷水、绿豆,先用旺火煮沸,改用文火煮至半熟,加入荷叶、粳米,续煮至米烂豆熟。去除荷叶,以冰糖调好味,即可盛起食用。

11. 芹菜瘦肉粥

原料:粳米 100 克,芹菜 100 克,猪肉 50 克,何首乌 50 克,盐、味精各适量。

制法:芹菜、猪肉分别洗净,切末备用。何首乌洗净,放入砂锅中,加适量清水煎取浓汁备用。粳米淘洗干净,与煎取的何首乌浓汁同煮,粥将熟时,再放芹菜末、猪瘦肉末,煮至米烂加盐、味精调味即可。

12. 洋葱粥

原料:洋葱 100 克,粳米 50 克。

制法:洋葱洗净切成片,粳米淘洗干净。洋葱、粳米煮成稀粥作早餐食,每天坚持食用。

13. 菠菜芹菜粥

原料:粳米 100 克,菠菜 50 克,芹菜 50 克。

制法:粳米淘洗干净,用冷水浸泡半小时,捞出,沥干水分。菠菜、芹菜洗净,切 4 厘米长的段,备用。锅中加入约 1 000 毫升冷水,将粳米放入,置武火上烧沸,再用文火煮半小时,加入芹菜、菠菜,烧沸,加入盐、味精调好味,继续煮 10 分钟,即可盛起食用。

14. 毛豆荞麦粥

原料:糙米 100 克,荞麦 50 克,毛豆 30 克。

制法:糙米、荞麦淘洗干净,分别用冷水浸泡 2 ~ 3 小时。捞出沥干后下入锅内,加入高汤和适量冷水,先用武火烧沸,然后转文火煮至烂熟,煮粥的同时将毛豆仁取出洗净,放入另一锅内,加入适量冷水,煮熟备用。粥熬好时放入熟毛豆仁,加盐调好味,即可盛起食用。

15. 芝麻桑葚糊

原料:黑芝麻 60 克,桑葚 60 克,大米 30 克,白糖 10 克。

制法:将黑芝麻、桑葚、大米分别洗净,一同放入沙钵中捣烂,另在砂锅中盛水 3 碗,煮沸后加入白糖,待水再沸,徐徐加入捣烂的黑芝麻、桑葚、大米煮成糊状食用。

16. 海带绿豆粥

原料:水发海带 50 克,绿豆 30 克,粳米 50 克。

制法:水发海带、绿豆与粳米共煮粥。

17. 淡菜粥

原料:淡菜 50 克,粳米 50 克。

制法:将淡菜用温水浸泡 3 小时后烧开与粳米煮成粥,每日早、晚温服。

18. 豆腐芹菜粥

原料:芹菜 20 克,豆腐 30 克,粳米 100 克,精盐适量。

制法:将芹菜洗净切碎,与豆腐和淘洗干净的粳米一同放入砂锅中,加清水适量,用武火烧开,再用文火煮成粥,加精盐调味即成。佐餐食用。

19. 马齿苋荠菜粥

原料:鲜马齿苋 250 克,粳米 100 克,荠菜 30 克。

制法:将马齿苋去杂洗净切碎。荠菜去杂洗净。再将粳米淘洗干净,放入锅内,加入适量清水,用武火煮沸后转用文火煮至米粥八成熟,加入马齿苋与荠菜,再煮 2~3 沸即成。早、晚餐食用。

20. 豆浆花生粥

原料:豆浆 500 克,花生仁、粳米各 50 克,精盐适量。

制法:将花生仁、粳米洗净与豆浆一起入锅,可酌情加适量清水,煮粥,调入精盐。每日 1 剂,早、晚餐温热食用。

21. 海带花生粥

原料:花生仁、海带、绿豆各 50 克,粳米适量。

制法:将海带洗净,切碎,与花生仁、绿豆、粳米同煮成粥。当晚餐食用,不拘量。

22. 黑木耳淡菜粥

原料:黑木耳、淡菜各 30 克,粳米 100 克,精盐少许。

制法:将粳米淘洗干净。淡菜洗净,切成颗粒。黑木耳泡发,择洗干净,撕碎。粳米放入锅内,加水适量,放入淡菜粒,用武火烧沸,改用文火煮 1 小时,下黑木耳、精盐稍煮即成。酌量食用,每日 2 次。

温润消脂私房汤

1. 黄豆芽鲫鱼汤

原料：黄豆芽 300 克，鲫鱼 250 克，精盐、味精、葱花、植物油各适量。

制法：将黄豆芽择洗干净。鲫鱼去鳃、鳞及内脏，洗净。炒锅上火，放油烧热，下葱花煸炒，再放入黄豆芽，炒出香味时加适量水，在武火上烧沸后放入鲫鱼，改用文火炖至熟烂，加入精盐、味精调好味，即可出锅。佐餐食用。

2. 冬瓜三豆汤

原料：冬瓜 250 克，蚕豆 100 克，绿豆 60 克，白扁豆 30 克。

制法：将冬瓜洗净，去皮，切块，同蚕豆、绿豆、白扁豆一同放入砂锅中，加水适量煨煮 1 小时，取汤即成。佐餐食用。

3. 白菜豆腐汤

原料：白菜 250 克，豆腐 200 克，粉条 250 克，味精、盐、葱各适量。

制法：白菜洗净，切成长条，放入开水中烫一下，捞出沥干水备用。豆腐切成小长方块，干粉条用开水泡发后备用。锅内倒入少量的油烧热，放葱炸香，放入白菜稍炒后，加入适量清汤，再放入豆腐、粉条、味精、盐，用文火将白菜熬烂，出锅前加少许味精即可。

4. 菜心鸽蛋蘑菇汤

原料：鸽蛋 80 克，油菜心 40 克，蘑菇 40 克，味精、盐、麻油各适量。

制法：鸽蛋煮熟，剥壳，油菜心洗净切好，蘑菇洗净一切为二，分别投入沸水锅内焯熟待用。炒锅内放入鲜汤、盐、味精，放入鸽蛋，蘑菇同煮，再放入菜心，淋入麻油出锅放汤碗中饮用。

5. 绿豆薏苡仁汤

原料：绿豆 25 克，薏苡仁 25 克，山楂 10 克。

制法：绿豆、薏苡仁淘洗干净，山楂择洗干净备用。绿豆、薏苡仁、山楂同入碗中，倒入清水 500 毫升，浸泡 30 分钟，上火煮开，烧煮 30 分钟即停火，不要揭盖，焖 15 分钟即成。

6. 莲子猪肉汤

原料：腐竹 100 克，龙须菜 45 克，猪瘦肉 100 克，莲子 40 克，精盐、味精各适量。

制法：把腐竹、龙须菜水发后切细。猪瘦肉洗净，切成片，同莲子、腐竹、龙须菜一同放入锅中，加适量水煮汤，加入精盐、味精调匀即成。

7. 葛根羹

原料：葛根。

制法：将葛根晒干磨粉，每晨起取干粉 50 克，煮成羹，代早餐食用。坚持食用 3 个月即可见效。

8. 苹果玉米豆粉羹

原料：苹果 200 克，玉米粉 75 克，黄豆粉 25 克，红糖 5 克。

制法：苹果洗净、去皮、去核、切成细丝。锅中加水，放入红糖、玉米粉、黄豆粉，先用武火烧开，再用文火煮一会儿至豆粉没有生豆味，再放入苹果细粒煮一会儿即可。

9. 百合双耳鸡蛋羹

原料：百合花 10 克，黑木耳 20 克，银耳 20 克，鸡蛋 300 克，竹笋 20 克，菠菜 20 克，葱、白胡椒粉、盐、味精各适量。

制法：将百合花的花瓣瓣下来从中间断开，然后再放入开水里焯一下捞出来备用。竹笋切成薄片，菠菜切成段，笋片、黑木耳和银耳一起放入开水里焯一下捞出来备用。将蛋清蛋黄分开放在两个碗里，分别搅拌。将蛋清倒在笊篱上慢慢地往开水锅里淋，再用笊篱捞出蛋清备用。锅里放少许油煸炒葱末，炒出香味后，将适量的水放入锅里，然后将蛋清和焯好的笋片、黑木耳、银耳一起放进锅，放入白胡椒粉、盐、味精，用武火煮 3 分钟。将蛋黄撒入开水里，倒出多余的水，把蛋黄放入锅里再煮 3 分钟左右的时间，最后放入菠菜和焯好的百合，这样这道百合双耳鸡蛋羹就可以食用了。

10. 山楂陈皮番茄羹

原料：番茄 200 克，山楂 30 克，陈皮 10 克，湿淀粉适量。

制法：将山楂、陈皮分别去杂质，洗净，山楂切成片（去子），陈皮切碎，同放入碗中，备用。再将番茄放入温水中浸泡片刻，洗净，连皮切碎，剁成番茄糊，待用。砂锅中加清水适量，倒入山楂、陈皮，中火煨煮 20 分钟，加番茄糊，拌匀。改用文火煨煮 10 分钟,以湿淀粉勾芡成羹。佐餐食用。

11. 苹果玉米羹

原料:苹果两个,玉米粉 50 克,胡萝卜 100 克,蜂蜜、牛奶适量。

制法:将苹果洗净,去皮、除核后切成小片,胡萝卜切成小片,与玉米粉、牛奶一并放入果汁机中搅成果蔬汁,果蔬汁如果太浓可加适量白开水调稀。蜂蜜放入杯中,倒入一些果蔬汁搅匀,再倒入全部果蔬汁,搅匀即成。上、下午分服。

12. 山楂玉米须汤

原料:生山楂 15 克,玉米须 50 克。

制法:将山楂洗净,去核,打碎,与洗净的玉米须一同放入砂锅内,加水适量。武火煮沸后,改用文火煨煮 30 分钟,收取汁液即成。上、下午分饮。

13. 莲藕核桃汤

原料:莲藕 200 克,莲子 30 克,核桃仁 20 克,白糖 25 克。

制法:将莲藕洗净,切片。核桃仁洗净,浸泡后剥去外衣,切碎。莲子泡软,与莲藕、核桃仁一同放入锅内,加水适量同煮,加入白糖即成。适量食用。

14. 荠菜豆腐羹

原料:荠菜 75 克,豆腐 200 克,香菇 25 克,竹笋 25 克,水面筋 50 克,胡萝卜 25 克。

制法:嫩豆腐切成小丁,水发香菇切小丁,胡萝卜洗净,入开水余熟后,切成小丁,荠菜洗净,去杂,切细碎,熟笋和面筋也切成小丁待用。炒锅下生油,烧至七成热,加鸡汤、精盐、豆腐丁、香菇丁、胡萝卜丁、熟笋丁、面筋、荠菜,再加入姜末、味精、烧开后,用水淀粉 10 克(淀粉 5 克加水)勾芡,出锅前淋上香油,装入大汤碗即成。

15. 清热祛湿海带汤

原料:海带丝 80 克,胡椒粉、盐、味精各适量。

制法:将汤烧沸,放入洗净的海带丝、胡椒粉,续煮 2～3 分钟,放入盐、味精即成。

16. 冬瓜薏苡仁兔肉汤

原料:兔肉 250 克,冬瓜 500 克,生薏苡仁 30 克,生姜 4 片。

制法:将冬瓜连皮去瓤洗净,切成大块,生薏苡仁洗净,兔肉洗净切块,去肥脂,洗去血水。把全部用料一齐放入锅内,加清水适量,武火煮沸后,文火煲2小时。调味即成。吃肉喝汤。

17. 海带紫菜汤

原料:海带25克,海藻20克,紫菜20克。

制法:海带、海藻、紫菜分别洗净,海带切丝,同放入砂锅中,加水文火炖煮半小时加调料即成,喝汤。

18. 海带牡蛎汤

原料:鲜牡蛎250克,泡发海带50克,黄酒、生姜片、精制油、鲜汤、精盐、味精各适量。

制法:将牡蛎洗净,放热水中浸泡,至涨发,去杂质洗净后放深盘中。浸泡牡蛎的水澄清,滤至深盘中,和牡蛎一起隔水蒸1小时取出。炒锅上武火,放精制油烧热,放入生姜片爆香,加入鲜汤、精盐、味精、黄酒,倒入牡蛎和蒸汁及洗净的海带(切丝)煮熟,下味精调味即成。

19. 银耳鸡汤

原料:银耳20克,精盐、料酒、胡椒粉各适量。

制法:把银耳放入盆内,倒入开水浸泡,水冷后换水,再倒入开水泡,使之泡发,鸡清汤倒入无油腻的锅内,加精盐、料酒、胡椒粉,煮沸后备用。银耳倒入清汤内,再煮两沸,待银耳发软有香味,取出分别盛入小碗内,放味精即成。

20. 百合芦笋汤

原料:百合50克,罐头芦笋250克,黄酒、味精、精盐和素汤各适量。

制法:先将百合发好洗净,锅中加入素汤,将发好的百合放入汤锅内,加热烧几分钟,加黄酒、精盐、味精调味,倒入盛有芦笋的碗中即成。

21. 玉米须豆腐汤

原料:玉米须100克,豆腐300克,水发香菇50克,味精、盐各适量。

制法:先将玉米须煮汤取汁,再将豆腐、香菇放入,加盐、味精等一起煮汤后食用。

22. 山楂首乌汤

原料:取山楂、何首乌各15克,白糖60克。

制法:先将山楂、何首乌洗净、切碎,一同入锅,加水适量,浸泡2小时,再熬煮约1小时,去渣取汤,每日服1剂,分2次温服。

23.海带木耳肉汤

原料:海带、黑木耳各15克,猪瘦肉60克,味精、精盐、淀粉各适量。

制法:海带、黑木耳切丝,猪肉切成丝或薄片用淀粉拌好,与海带丝、木耳丝同入锅,煮沸,加入味精和淀粉,搅匀即成。

24.芦笋冬瓜汤

原料:芦笋250克,冬瓜300克,盐、味精各适量。

制法:将切好的芦笋与冬瓜一起放入锅中,煮汤,待熟后加入盐、味精等料即可食用。

25.山楂鲤鱼汤

原料:约500克的鲤鱼1条,山楂片25克,面粉150克,黄酒、葱段、姜片、精盐、味精、白糖各适量,鸡蛋1个。

制法:先将鲤鱼洗净切块,加入黄酒、精盐浸泡15分钟。将面粉加入清水和白糖适量,打入鸡蛋搅成糊,将鱼块入糊中浸透,取出后蘸上干面粉,入爆过姜片的油中炸3分钟捞起,再将山楂加入少量水,上火煮透,加入生面粉少量,制成糊汁,倒入炸好的鱼块煮15分钟,加入葱段、味精即成。

26.山楂排骨汤

原料:山楂30克,芹菜叶5克,猪排骨、盐各适量。

制法:将猪排骨洗净砍成小块,加水400毫升,文火炖至酥烂,加入芹菜叶和盐,再炖片刻。分1～2次趁热吃肉喝汤。

27.番茄红枣汤

原料:番茄1000克,枣200克,玉米面30克,白糖适量。

制法:红枣洗净,番茄用沸水烫过,去皮,切成方丁备用。取锅加水1升,放入红枣和番茄丁,煮沸后,改文火煮约20分钟,把玉米粉调成稀糊,倒入锅里,加入白糖搅匀,盛汤盆里镇凉,即可食用。

28.紫菜芦笋汤

原料:紫菜20克,芦笋100克,香菇50克,精盐、味精、麻油各适量。

制法:将紫菜用温水泡发、洗净,芦笋、香菇分别洗净切片,放入400毫升烧开的水中,煮至熟透,放精盐、味精,淋麻油,调匀。分1～2次趁热食菜喝汤。

29. 莼菜肉片汤

原料:猪瘦肉50克,竹荪30克,莼菜100克,姜丝、精盐、味精、芝麻油各适量。

制法:锅中加入适量清水,先投入猪瘦肉片,烧沸后再放入竹荪和莼菜,煮至熟透,加入姜丝、精盐、味精,淋入芝麻油调匀即成。

30. 灵芝田七瘦肉汤

原料:灵芝适量,猪瘦肉250克,龙眼肉15克,田七6克,生姜4片。

制法:将灵芝刮去杂质洗净,切成小块,田七、龙眼肉洗净,猪瘦肉洗净,切块。将全部用料放入锅内,加清水适量,武火煎煮后,文火煮2~3小时,调味即可食用。

31. 银耳山楂羹

原料:银耳20克,山楂片40克,白糖适量。

制法:将银耳择洗干净,冷水浸泡1日,全部发透,放入砂锅中,并倒入银耳浸汤。山楂片与白糖一同放入砂锅内,炖约30分钟,至银耳烂、汁稠成羹离火即成。当点心吃。

32. 黄芪汤

原料:黄芪9克,软骨素、干鱼粉各13克。

制法:黄芪约用360毫升水煎30分钟,后将黄芪药汁和软骨素、干鱼粉搅和,略煎使其溶开,以上量为1日,分3次服完。

33. 香菇汤

原料:香菇90克,植物油、精盐各少许。

制法:将香菇洗净,去根,锅内放油少许,放入香菇及精盐少许略炒,再加入适量清水,用文火煎煮成汤。

34. 马齿苋黄花菜汤

原料:马齿苋30克,黄花菜30克,精盐、味精、麻油各适量。

制法:将马齿苋、黄花菜分别洗净,一同入锅,加清水煮汤,用精盐、味精调味,淋上麻油即成。佐餐食用。

35. 荠菜马齿苋汤

原料:鲜荠菜100克,鲜马齿苋100克。

制法:将鲜荠菜、鲜马齿苋分别去杂质,洗净后切成小段,同放入砂锅,加水适量,中火煨煮20分钟即成。每日早、晚分饮。

36. 竹荪番茄汤

原料:水发竹荪、绿叶菜、番茄各50克,水发香菇、鲜蘑菇各40克,鲜汤、精盐、味精、生姜末、麻油、植物油各适量。

制法:将竹荪洗净,剪去两头,切成斜形块。蘑菇洗净切成片。水发香菇洗净切成片。番茄去皮切片。绿叶菜洗净切片。炒锅上火,放油烧至五成热,加入鲜汤、香菇、蘑菇、竹荪、番茄,烧沸后再加精盐、味精、生姜末,待汤汁沸后投入绿叶菜,略烧一下,淋上麻油,装入大汤碗中即成。佐餐食用。

37. 绿豆花生汤

原料:绿豆、花生仁各50克。

制法:将以上2种原料分别洗净,一同入锅,加水适量,武火煮开,改用文火煮至花生仁和绿豆熟烂。随量食用。

美味可口降脂菜

1. 生蒜头拌海带

原料:生大蒜头30克,海带30克,精盐、味精、红糖、麻油各适量。

制法:将海带放入清水中浸泡12小时,适时换2~3次水,将海带斑点及泥沙漂洗干净后,切成细丝,放入碗中,备用;将大蒜剥去外皮,取瓣,用清水洗净、切碎,剁成大蒜泥糊,调和在海带丝中,加精盐、味精、红糖各少许,拌和均匀,淋入麻油即成。佐餐食用,当日吃完。

2. 蘑菇炒青豆

原料:鲜蘑菇150克,青豆200克,鲜汤100毫升,植物油、酱油、湿淀粉、精盐、味精各适量。

制法:将蘑菇洗净,去根,入沸水锅中略焯捞出,沥水,切成小丁。炒锅上武火,放油烧热,放入青豆、蘑菇丁煸炒片刻,倒入鲜汤,放精盐、酱油、味精烧沸,用湿淀粉勾芡,出锅即可。

3. 白果鹌鹑蛋煲

原料:油菜 100 克,鹌鹑蛋 250 克,香菇 40 克,蘑菇 40 克,白果 10 克,木耳 15 克,腐竹 30 克,油面筋 30 克,胡萝卜 30 克,荷兰豆 20 克。

制法:各种蔬菜择洗净,切好,先行炒至半熟,齐放入瓦煲内。鹌鹑蛋煮熟,去壳,加些生抽、糖腌过,再用些淀粉蘸干蛋身,放入滚油内炸,炸至蛋焦黄时取出放瓦煲内。所有料熟后再加熟油,就可原煲上桌。

4. 白果面筋

原料:水面筋 200 克,白果 100 克。

制法:面筋用冷水泡软,备用。白果洗净外膜,加入两杯水,浸泡 1 小时,再放入蒸锅中蒸半小时,使白果完全熟软。用 20 克油将白果炒香,再加入调味料(酱油 20 克、盐 3 克、糖 3 克、清水 1 杯)调味。最后,放入面筋同烧,待汤汁收干后就可以出锅了。

5. 白玉红油豆腐

原料:豆腐 40 克,香菇 20 克,豌豆 50 克,蘑菇 50 克,番茄酱、白糖、盐、湿淀粉、麻油各适量。

制法:将豆腐切成小方丁,焯水后捞出,用冷水漂凉待用;水发香菇去根改刀切成小丁,蘑菇洗净改刀小丁。炒锅中倒入少量油,烧热,放入蘑菇丁、香菇丁煸炒熟取出。净炒锅,加油烧热,放入番茄酱,适量白糖、水,熬制成红油放入豆腐丁、蘑菇丁、香菇丁、清汤一并烧滚,加盐、湿淀粉勾芡,淋麻油装盆即可。

6. 白芸豆沙拉

原料:芸豆 750 克,洋葱 200 克,盐、胡椒粉、醋精各适量。

制法:将白芸豆择好洗净,泡 4~6 小时,加水煮熟,控水晾凉,洋葱切丁。锅上火,倒入植物油烧五成热,倒入白芸豆、葱头丁、盐、胡椒粉、醋精快速翻炒均匀即可。

7. 百合柿饼鸽蛋

原料:鸽蛋 200 克,百合 100 克,柿饼 150 克。

制法:百合洗净,鸽蛋煮熟去壳。锅内加清水适量,武火煮沸后加入百合、鸽蛋和柿饼,文火煲至百合熟,加入冰糖,调成甜汤即可。

8. 凉拌海带木耳芹菜

原料:芹菜 300 克,海带 150 克,黑木耳 100 克,盐、味精、黄酒、香油各适量。

制法:黑木耳与海带洗干净后用水浸泡,待发涨展开后取出,切成丝状,用沸水烫熟。嫩芹菜梗切成约 3 厘米长的细丝,放入沸水煮 3 分钟后捞出,再将黑木耳、海带、芹菜放碗中加入盐、味精、黄酒、香油即可。

9. 百花蒸蘑菇

原料:蘑菇 500 克,虾仁 50 克,鸡蛋清 25 克,盐、味精、干淀粉、火腿、香菜叶、色拉油、料酒、胡椒粉、香油各适量。

制法:用洁净毛巾将蘑菇吸干水分,蘑菇内涂上干淀粉,排上碟,虾仁加蛋清、盐、味精、淀粉、水等,搅匀成胶,火腿切蓉。将虾胶拌匀,分成小丸,瓤在蘑菇内,用鸡蛋清将其轻轻抹成山形,每个上面贴上香菜叶一片,加上火腿蓉,放入蒸笼中,用武火蒸熟,取出另碟盛装。将锅置于武火上,放入色拉油烧热,烹入料酒,放入高汤(125 克)、精盐、味精、胡椒粉,用湿淀粉勾芡,淋上香油即可。

10. 白扒口蘑

原料:口蘑 450 克,白果(干)15 克,陈皮 6 克,葱、姜、盐、味精、香油各适量。

制法:将口蘑打梳子花刀,白果去皮涨发好,陈皮泡后切成小丁,葱姜切末。锅内加少许底油,用葱末、姜末烹锅,倒入口蘑、白果、陈皮,加盐、味精、香油颠翻均匀即可。

11. 白炖蚌肉

原料:河蚌 250 克,猪肉(瘦)250 克,冬笋 100 克,葱、姜、料酒、香油、盐各适量。

制法:将蚌肉去掉泥肠,洗净后放在案板上,用刀背将蚌边缘上的一块硬肉拍松以便烧时易于成熟,投在开水锅中焯烫半小时左右,捞出控水。猪肉刷洗干净,切成 2 厘米见方的块,冬笋去皮,切成滚刀块。将油放在碟内,加香油调匀,将锅架在火上,放水和猪肉块烧开,撇去浮沫,加入葱段、姜片、料酒,再烧开后加盖,改用文火炖至猪肉半酥烂,然后将蚌肉、冬笋下入同烧,烧开后倒在砂锅内,改用文火炖 20～30 分钟。炖至蚌肉、猪肉酥烂,放入盐调好口味,再炖片刻,即可连锅和酱油碟同时上桌,食时蘸酱油。

12. 板栗炖蛤蜊

原料:蛤蜊 800 克,猪肉 200 克,栗子 200 克,料酒、姜汁、酱油、精盐、白糖、香油各适量。

制法:将蛤蜊洗净,投入沸水锅中煮一下,待壳张开时,取肉,洗净后放入碗内,用料酒和姜汁腌半小时左右。板栗放入锅中,加入清水 600 毫升,置火上煮熟,捞出剥去外皮,去掉内衣,对切为二。猪肉洗净后切成片。将蛤蜊肉、板栗和猪肉片一起放入锅内,加入清水 1000 毫升,置中火上炖半小时左右,加入酱油、精盐、白糖和料酒,炖至肉熟烂入味,淋上香油即可。

13. 拌生菜

原料:生菜 250 克,芝麻酱 15 克,甜面酱 20 克,盐、味精、精盐、蒜末、辣椒油各适量。

制法:生菜择去根和老叶,用凉开水洗净,控水,切成 3.5 厘米长段。芝麻酱加少许盐和适量水搅开,切段的生菜装入盘中,再把芝麻酱、甜面酱、味精、精盐、蒜末、辣椒油调匀,浇在生菜叶上,吃时拌匀即可。

14. 荸荠木耳煲带鱼

原料:带鱼 500 克,荸荠 150 克,黑木耳 25 克,姜、植物油、精盐各适量。

制法:选取约 500 克重的带鱼 1 条,剖洗干净,去掉鳃、鳍、内脏,用姜、油煎至微黄色,备用。将黑木耳浸透发开,备用。将荸荠、生姜分别洗干净;荸荠去皮、去蒂,切块;生姜去皮、切片。在瓦煲内加入适量清水,先用猛火煲至水滚,然后加入荸荠、黑木耳、生姜、带鱼,改用中火继续煲 2 小时,加入少许精盐调味,即可盛出,以供食用。

15. 草菇菜心

原料:白菜心 150 克,草菇 200 克,精盐、鸡精、胡椒粉、湿淀粉、鸡油各适量。

制法:白菜心洗净,焯水后用冷水浸凉,捞出后沥净水分,草菇去蒂洗净。汤锅置火上,添适量奶汤,下入白菜心,用精盐、鸡精、胡椒粉调好口味,移至文火上烧 5 分钟,使菜心烧至入味,用筷子将菜心捞出,整齐地摆在盘内,再将草菇倒入烧菜心的汤内烧透,用湿淀粉勾成薄芡,淋些鸡油,浇在烧好的菜心上即可。

16. 大蒜炒鳝鱼片

原料:鳝鱼 500 克,大蒜 250 克,精盐、淀粉、糖、姜、料酒各适量。

制法:将黄鳝活焖,去内脏、脊骨及头,并放入开水中脱去血腥,切片;用精盐、淀粉、糖、姜腌制。大蒜去根,洗净,切段;起油锅,下大蒜爆香,炒至八成熟,捞起,另起油锅,下姜爆香,入鳝片,淋入料酒,炒片刻,下大蒜炒匀,调味,下湿淀粉即可。

17. 大蒜腐竹焖甲鱼

原料:甲鱼 500 克,腐竹 60 克,大蒜 90 克,姜、葱、白酒、湿淀粉各适量。

制法:将甲鱼活焖,去肠杂,切块,用开水脱去血腥,捞起沥干水分;腐竹用清水浸软,切段;大蒜去根,洗净,切片。起油锅,下姜、葱爆香,放入甲鱼、大蒜炒至微黄,淋少许酒,下上汤适量,同放入瓦煲内焖至甲鱼肉熟透,下湿淀粉、葱花调匀即可,随量食用。

18. 冬菇炒豌豆苗

原料:冬菇 200 克,豌豆苗 250 克,花生油、鸡精汤、白糖各适量。

制法:将嫩豌豆苗用清水洗净,择成 6 厘米长的段,控干水分;水发冬菇洗净,去蒂,入沸水锅中略汆捞出,挤去水分;炒锅置中火上,放入花生油,下冬菇炒香,下豌豆苗、鸡清汤、白糖炒熟,加味精炒匀装盘。

19. 香菇烧面筋

原料:香菇 80 克,油面筋 100 克,淀粉、味精、绍酒、酱油、精盐、糖、花椒油各适量。

制法:油面筋撕成碎块,放入开水中焯透,捞出沥净水分;香菇择洗干净,去蒂,投入开水锅中焯透,捞出沥干;淀粉加水适量调匀成湿淀粉约20 克,备用。汤锅架火上,放入素汤150 毫升、味精、绍酒、酱油、精盐、糖、油面筋和香菇,烧开后用文火煨至入味,收浓汤汁,用湿淀粉勾芡,淋入花椒油翻几下,盛入盘中即成。

20. 炖三菇

原料:口蘑 100 克,平菇 100 克,草菇 100 克,精盐、高汤、白糖、料酒、味精、鸡油、香菜各适量。

制法:口蘑去根,洗净,下沸水锅中焯一下捞起,再放入冷水中冲凉;草菇、平菇也去杂洗净。平菇、口蘑、草菇放入炖锅内,加入高汤、精盐、白糖、料酒、味精、鸡油,盖上锅盖,上笼蒸半小时即出,撒入香菜末即成。

21. 凤尾豆腐

原料:草虾 200 克,豆腐 300 克,虾仁 75 克,太白粉、精盐、玉米粉、胡椒粉、芝麻油、葱、盐、白酒、淀粉各适量。

制法:虾去头壳,留尾部,洗净,在虾身前端约 1.5 厘米处剖开约 2 厘米长度,再将虾尾由此孔穿过。豆腐切成 5 厘米长的正方块,排列大盘上,用小汤匙挖出豆腐中间部分,在凹处抹上少许太白粉。虾仁洗净,沥干后剁成泥状,与适量精盐、玉米粉、胡椒粉、芝麻油充分拌匀后,镶入豆腐中间凹处,再将一只只的虾置虾泥上,覆盖,高火 3 分钟蒸熟后,撒上葱花。高汤中加入盐、酒调味,高火 3 分钟煮熟后,加入适量水淀粉 20 克勾芡,再拌入芝麻油,淋在豆腐上即可。

22. 腐竹韭黄

原料:韭黄 150 克,腐竹 150 克,大蒜、盐、味精、香油各适量。

制法:韭黄洗净,切成段,蒜切成末备用。将腐竹放进温水中泡软,然后切成段备用。在容器底部放适量植物油、大蒜,微波高温加热 2 分钟,将韭黄、腐竹放至加热过的容器里,加入盐、味精、香油拌匀,微波高火加热 2 分钟,取出即可。

23. 干丝拌青椒

原料:青椒 300 克,豆腐干 300 克,香油、盐、糖、味精各适量。

制法:青椒洗净,去蒂和籽,切成细丝同放在碗中,豆腐干也切成丝,青椒丝和豆腐干丝同时放入开水锅里焯一下,捞出沥去水分,晾凉,放在碗中加香油、盐、糖和味精拌匀即成。

24. 红烧素三冬

原料:冬菇 50 克,冬笋 100 克,冬菜 50 克,白糖 10 克,酱油 20 克,淀粉 15 克,精盐、味精、芝麻油各适量。

制法:冬菜用水稍洗,冬菇泡软切半,冬笋切薄片。冬菜、冬菇、冬笋中加入色拉油,加盖高火炒 3 分钟,再加入精盐、味精、水、白糖、酱油、淀粉,高火烧 4 分钟,取出淋上芝麻油即成。

25.黄豆芽拌芦荟

原料:芦荟50克,黄豆芽100克,黄瓜100克,青萝卜100克,豆腐100克,青椒10克,醋、砂糖、花椒油、盐各适量。

制法:去刺的芦荟与黄瓜、青萝卜、辣椒、黄豆芽一起洗净,豆腐用热水冲或热水焯一下,然后切碎。所有的菜装入盘中,放入醋、砂糖、花椒油、盐拌匀即可。

26.椒盐毛豆

原料:毛豆350克,花椒、精盐各适量。

制法:毛豆洗净,沥去水分,用剪刀剪去两端的尖角,将剪好的毛豆放入锅中,放花椒和精盐,加清水与毛豆平,用武火加盖煮20分钟后捞出,装盘即可。

27.卤五香蘑菇

原料:鸡精汤250毫升,蘑菇500克,花生油、葱、姜、八角、桂皮、丁香、酱油、白糖、芝麻油各适量。

制法:蘑菇去杂质,洗净,菇面上剞上刀纹,待用。炒锅置武火上,加入花生油烧热,放入葱结、姜块(拍松)、八角、桂皮、丁香炸香,投入蘑菇,添入鸡清汤,加酱油、白糖,烧沸后用文火焖半小时,再用武火收稠汤汁,淋上芝麻油。取出蘑菇,可按照一定的图案装盘,增加菜肴的美感,浇上锅中汤汁即成。

28.麻辣干笋丝

原料:竹笋200克,葱、植物油、辣椒、香油、盐、酱油、红油、花椒粉、味精各适量。

制法:干竹笋用温水浸泡12小时发涨,用淘米水揉搓几次,再洗去硫黄味。葱洗净切粗丝,竹笋用手撕成粗丝后,切2~3段的短节,在开水锅中汆两次,捞出控干水分。炒锅下植物油烧热,放辣椒炒出香味,放入竹笋丝,炒几下,淋上香油,最后加盐、酱油、红油、花椒粉、味精及葱丝拌匀即可。

29.米醋萝卜菜

原料:白萝卜250克,花椒、盐、米醋、香油各适量。

制法:白萝卜洗净,切成小的薄片,放花椒、食盐少许,加米醋浸4小时即可,食用时淋香油。

30. 木耳豆腐丁

原料：豆腐 400 克，木耳 20 克，黄瓜 50 克，葱、辣椒粉、香油、花椒油、酱油、醋、白糖、味精各适量。

制法：木耳用水泡发洗净备用，豆腐、黄瓜、木耳和葱分别切成同样大小的丁，投入烧沸的开水锅内烫一下，捞出晾凉后放入盆中。辣椒粉、香油、花椒油、酱油、醋、白糖和味精同放一碗内调成味汁，浇在烫过的原料上，拌匀即成。

31. 清蒸平鱼

原料：平鱼 350 克，火腿 5 克，冬笋 25 克，冬菇 20 克，葱、姜、猪板油、精盐、酱油、料酒、鸡汤各适量。

制法：平鱼去除鳞、鳃、内脏，用清水洗干净，放入八成热的水锅里烫一下捞出，再用清水洗净。冬笋、火腿切薄片，葱打结，姜切片，猪板油切成丁。将平鱼整齐地摆放在汤盆里，鱼身上先放笋片铺平，火腿片放在笋片上，再放上水发冬菇、猪板油丁、葱结、姜片，加入精盐、酱油、料酒，上笼用武火蒸 10 分钟。鱼熟立即出笼，拣去葱结、姜片不用，将蒸鱼的汁滗入锅内，加入鸡汤，烧开后倒入鱼盆里即可。

32. 烧牛蹄筋

原料：牛蹄筋 250 克，油菜心 25 克，芡粉、料酒、姜片、酱油、胡椒粉各适量。

制法：生牛蹄筋放入小砂锅里，加 3 倍水，用文火煮至八成烂时取出，备用。芡粉加水调成芡汁，用热油锅煸油菜心，随即将牛蹄筋、料酒、姜片、酱油及原汤一起倒入，煮开后，加味精及调好的芡汁，熟后加胡椒粉即成。

33. 烧四素

原料：腐竹 150 克，香菇 50 克，油菜 250 克，番茄 250 克，精盐、味精、芡各适量。

制法：油菜择洗干净，去绿叶用其茎，香菇用温水泡 2 小时，择去硬蒂，洗净，腐竹用温水泡 2 小时，然后用水煮熟透，切成长段，番茄洗净，切成片。锅上火倒油，煸炒香菇，少加些水，水烧尽取出香菇。在炒锅中放油，烧热后入油菜炒至熟软，取出待用。取大平盘，四周摆番茄，里圈交叉摆油菜及腐竹，中心摆香菇，在炒锅内放高汤，烧开放精盐及味精，勾芡，然后浇淋在摆好菜的平盘上即可。

34. 素炒凤尾菇

原料：凤尾菇 500 克，姜丝、葱白、芡粉、麻油各适量。

制法：将凤尾菇剪去菇脚，洗净，把大朵的凤尾菇切成小件，用开水焯过，滤干水分备用；姜切丝。起油锅，下油，下姜丝、葱白爆香，放入凤尾菇，调味，下芡粉炒匀，上碟淋麻油即可。

35. 素炒黑白菜

原料：木耳 100 克、大白菜 250 克，花椒粉、葱花、酱油、盐、淀粉各适量。

制法：水发木耳去杂洗净，白菜选中帮和菜心，去菜叶，洗净，将帮切成小斜片备用。将炒锅内放入油加热，放入花椒粉、葱花炝锅，随即下白菜煸炒至油润透亮，放入木耳，加酱油、盐适量继续煸炒，快熟时，用湿淀粉勾芡出锅即可。

36. 豌豆烧茄子

原料：豌豆 100 克，茄子 200 克，蒜、葱、植物油、盐、酱油各适量。

制法：水发豌豆煮熟后捞出待用，茄子切成丁，蒜切末、葱切丝备用。将锅至火上放入植物油烧热，锅内放茄子丁煸软后放入煮熟的豌豆、盐、酱油、清水，锅上盖焖 3 分钟，然后放入蒜末、葱丝翻炒数下出锅。

37. 杏仁拌豆腐

原料：豆腐 300 克，苹果 100 克，杏仁 80 克，香菇 50 克，香油、精盐、味精、白糖各适量。

制法：豆腐洗净后切成 1 厘米见方的块，投入沸水锅中焯一下，捞出沥干水分后放入盆内；香菇浸泡后，洗净切成粒状，放入沸水锅中焯熟；酥杏仁脱去皮，苹果去皮和核，洗净后切成粒状，放入凉开水中以防变色。香菇、杏仁和苹果一起放入豆腐盆中，加入香油、精盐、味精和白糖，拌匀装盘即成。

38. 紫苏茄子

原料：茄子 300 克，紫苏叶 5 克，辣椒 30 克，盐、生抽各适量。

制法：将茄子、紫苏、葱、蒜洗净，切葱花和蒜蓉备用。紫苏去较老叶、梗，茄子切成 3～4 厘米长段，放一点盐拌匀，腌制 5 分钟后，茄子装盆放入电饭煲内蒸熟（或隔水用武火蒸熟）。油热至七八分熟，加入蒜蓉爆香，再加入剁辣椒、紫苏、葱花及少许盐，翻炒出香味。锅内加入小半碗冷水，一起煮沸,紫苏的香味才能更透彻。再淋入一些生抽,使浇汁更鲜美,茄子蒸熟后,摆盘,淋上浇汁就可以了。

39.竹荪丝瓜

原料:竹荪 25 克,丝瓜 500 克,淀粉、食用油、精盐、料酒、鸡精、胡椒粉、鸡油各适量。

制法:竹荪用清水浸泡 1 小时,捞出后用水洗净,切成斜刀小块,再用干淀粉拌匀,2 小时后,再用清水洗净,然后焯水待用。丝瓜洗净后除去外皮,切成 4 厘米长的条。炒锅上火放食用油,油温稍热时将丝瓜下入滑熟,捞出沥油,锅内添适量的奶汤,用精盐、料酒、鸡精、胡椒粉调好口味,再下入丝瓜条略烧片刻,捞入盘中,再将竹荪块下入奶汤中,用精盐、鸡精调味后烧透,再用湿淀粉勾薄芡,淋些鸡油,浇在丝瓜条上即可。

40.蘑菇炒青菜

原料:鲜蘑菇 250 克,青菜心 500 克,盐、味精各适量。

制法:将蘑菇和青菜心洗净后切片,放入油锅煸炒,并加入盐、味精等调料后食用。

41.荸荠烧香菇

原料:荸荠 250 克(去皮切片),水发香菇 100 克,盐、糖、味精各适量。

制法:起油锅放入荸荠和香菇翻炒,并加入盐、糖、味精等调料即成。

42.绿豆萝卜灌大藕

原料:大藕 4 节,绿豆 200 克,胡萝卜 125 克,白糖适量。

制法:先将绿豆洗净,浸泡 30 分钟后沥干;再将胡萝卜洗净,切碎捣泥;用白糖与此二物调匀待用。藕洗净后靠近藕节的一端用刀切开,切下部分留作盖,将和匀的绿豆胡萝卜泥塞入藕洞内,塞满为止,并将切下部分盖在原处。再用竹签插牢,上锅隔水蒸熟,当点心食用。

43.素烹豆芽菜

原料:黄豆芽菜 500 克,植物油、花椒、盐、味精各适量。

制法:将黄豆芽掐去根须,漂洗干净,炒锅放植物油烧热,放数粒花椒,待出香味时放入豆芽菜,翻炒至熟,加适量盐及味精,即可装盘食用。

44.芹菜翠衣炒鳝片

原料:黄鳝 120 克,西瓜翠衣(西瓜皮)150 克,芹菜 180 克,姜、葱、蒜蓉、麻油、芡各少许。

制法：黄鳝活宰，去肠脏、骨、头，洗净，用开水焯去血腥，切成片；西瓜翠衣洗净，切条；芹菜去根、叶，洗净，切段。全部放入热水中焯一下，捞起备用。起锅下麻油，下姜、蒜蓉及葱炒香，放入鳝片，炒至半熟时放入西瓜翠衣、芹菜翻炒至熟，调味，勾芡，略炒即成。

45. 枸杞子蒸鸡蛋

原料：鸡蛋两个，枸杞子 10 克，精盐适量。

制法：鸡蛋去壳后将蛋黄、蛋清搅匀，放入枸杞子，加少许盐，置锅内隔水蒸到蛋熟，食用。

46. 蒸木耳

原料：黑木耳 3 克，冰糖适量。

制法：黑木耳用清水泡 12 小时。用锅蒸 1~2 小时，加适量冰糖。每日睡前服用 1 次，10 日为 1 个疗程。

47. 蒸双耳

原料：黑木耳、银耳各 10 克，冰糖 30 克。

制法：双耳洗净用温水泡发后，加入冰糖，放在锅内蒸约 1 小时。每日 2 次，15 日为 1 个疗程。

48. 青豆炒兔肉丁

原料：兔肉 250 克，青豆粒 120 克，冬菇 30 克，植物油、生姜、精盐、淀粉、料酒各少许。

制法：将青豆去壳，洗净；冬菇去蒂，浸软，洗净，切粒；兔肉洗净，切成小块；生姜刮皮，洗净，切碎。起油锅，下兔肉炒至刚熟取出；另起油锅，下青豆粒，加精盐，炒至熟，下兔肉丁、冬菇粒、生姜、料酒，炒片刻，勾芡，略炒即可食用。

49. 大蒜炒香菇

原料：大蒜 100 克，鲜香菇 200 克，精盐、味精、黄酒、植物油各适量。

制法：将全部用料洗净，大蒜切段，香菇切片，起油锅爆炒，将熟时调入精盐、黄酒、味精，再翻炒片刻即成。佐餐食用。

50. 苜蓿蘑菇炖豆腐

原料：嫩苜蓿 250 克，鲜蘑菇 100 克，嫩豆腐 500 克，笋片 25 克，精盐

3克,素鲜汤1 500毫升,黄酒、酱油、麻油各适量。

制法:将嫩豆腐放入盆中,加入黄酒,上笼屉用武火蒸40分钟取出,去掉边皮,切成15厘米见方的小块,用清水过凉,捞出,切成片。取砂锅1个,放入豆腐、笋片、精盐,加素鲜汤浸没豆腐,上中火烧沸后转用文火炖约10分钟,放入蘑菇片和洗净择好的嫩苜蓿,加入酱油,稍煮1~2分钟,淋上麻油即成。佐餐食用(素鲜汤制法:将鲜笋、香菇、黄豆芽等洗净,放锅中加适量水。用武火煮沸,再转用文火炖2小时,去掉渣滓并澄清,即成素鲜汤。)。

51.飘香兔肉

原料:兔肉400克,嫩肉粉、精盐、白糖、酱油、淀粉、花生油、辣椒油、黄油、葱、蒜、干辣椒、料酒、芝麻各适量。

制法:兔肉洗净切块,用嫩肉粉腌制1小时后,用清水冲洗干净。将肉块放入大碗中,加各种酱料及精盐、白糖腌制入味,加湿淀粉上浆。锅内加花生油烧九成热,放兔肉,改用慢火炸熟。另起锅,加辣椒油、黄油、葱丝、蒜片炒香,加干辣椒炒至变红,烹入料酒,加炸好的兔肉块翻匀装盘,撒上芝麻即成。

52.平菇锅巴

原料:锅巴150克,平菇100克,冬笋50克,青菜40克,葱、姜、盐各适量。

制法:锅巴掰成小片。锅内放油,烧至七成热时放入锅巴,炸至金黄色捞出装盘。炸锅巴的同时,在另一锅里放油烧热,加入葱、姜末煸炒出香味,再倒入平菇、笋片(冬笋洗净切片)、青菜叶及适量水、盐,等水烧沸时即可盛盘。食用时将油炸锅巴放入汤中即可。

53.山药枸杞煲苦瓜

原料:猪肉50克,苦瓜50克,枸杞子20克,山药20克,葱、姜、盐、味精、白胡椒粉各适量。

制法:山药洗净,切片;苦瓜去皮、瓤,洗净,切片;将猪肉洗净,切成片;葱姜洗净,均切成末。锅中放油烧至温热,肉片、葱末、姜末放入一起煸炒,待炒出香味后加入适量的鸡汤,再放入山药片、枸杞子以及盐、味精、白胡椒粉,用武火煮。锅开后改用中火煮,10分钟以后再放入苦瓜片,即可。

54. 酿黄瓜

原料:黄瓜750克,豆腐1方块,水发黑木耳50克,水发玉兰片50克,蘑菇25克,精盐、白糖、湿淀粉、植物油、麻油、葱花、姜末、味精、胡椒粉、素鲜汤各适量。

制法:将整条黄瓜切去两头,洗净并切成约4厘米长的段,挖去瓜瓤,呈空筒状。豆腐用沸水煮一下,捞出沥干水分,晾凉,放入碗内用筷子搅碎成泥。水发黑木耳拣去杂质,洗净,剁成碎末。蘑菇、玉兰片亦切成细丁。全部放入盛豆腐泥的碗中,再加精盐、味精、葱花、姜末、胡椒粉、湿淀粉、植物油调拌均匀成馅心。然后逐一将黄瓜筒填满馅心,用湿淀粉涂抹黄瓜段的两端,将其一一竖摆在大盆中,上笼屉蒸熟后连盆取出,将汤汁滗入碗中。炒锅上火,加素鲜汤和滗出的汤汁再加白糖、精盐、味精烧沸,用湿淀粉调稀勾薄芡,淋上麻油,浇在黄瓜上即成。佐餐食用。

55. 双耳炒黄瓜

原料:水发黑木耳150克,水发银耳100克,黄瓜50克,香菜、花椒粒、葱花、生姜丝、精盐、味精、植物油、鲜汤各适量。

制法:将黑木耳、银耳分别洗净去蒂,用手撕成小块,再分别放入沸水中焯透捞出,沥净水,装在盘内。黄瓜洗净,切成片,围放在盘四边,生姜丝、葱花放在黑木耳、银耳上,倒入鲜汤50毫升,放入精盐、味精,撒香菜末适量。炒锅上文火,放油25毫升烧热,下花椒粒炸出香味,捞出弃之,然后将热花椒油浇在盘内菜上。食用时,用筷子拌匀即成。佐餐食用。

56. 花生鲫鱼

原料:花生仁30克,鲜活鲫鱼1条(约250克),植物油、葱花、姜末、黄酒、精盐、味精、五香粉、麻油、清水或鸡汤各适量。

制法:将鲜活鲫鱼宰杀,去鳃及内脏,洗净,备用。将花生仁去杂质,并去除带芽头者,洗净,待用。炒锅置火上,加植物油烧至六成热,加葱花、姜末煸炒出香味,放入鲫鱼,两面煸透,烹入黄酒,加清水(或鸡汤)适量,并放入花生仁,武火煮沸后改用文火煨煮1小时,待花生仁、鲫鱼熟烂,加精盐、味精、五香粉拌匀,再煮至沸,淋入麻油即成。佐餐食用。

57. 海带拌白菜

原料:海带100克,白菜300克,精盐、味精、麻油各适量。

制法:将海带、白菜切成丝。锅中加水烧开,然后将白菜、海带分别用开水焯后捞出,用冷开水冲一下,挤干水分。白菜丝中加入精盐、麻油、味精拌和,装盘时将海带丝放在白菜丝上面,拌匀即成,佐餐食用。

58. 糖醋海带

原料:海带500克,葱、花生油、姜、酱油、料酒、精盐、白糖、醋各适量。

制法:大葱去根洗净切成末,姜洗净去皮切成末备用,海带洗净后一片一片叠好卷成卷。炒锅置火上,放入花生油烧热,放入葱末、姜末炸出香味,放入酱油、料酒、精盐、白糖和适量的清水,把海带卷放入锅内煮20分钟。转用微火烧至汁水较浓时,淋入醋拌匀,食用时切成丝即成。

59. 土豆炖南瓜

原料:土豆700克,南瓜700克,葱、姜、大酱、精盐、花椒水、大料、味精各适量。

制法:土豆去皮切成滚刀块,葱切段、姜切片备用,南瓜洗净去籽,切成大块。将锅置于武火上,放入植物油烧热,用葱段、姜片炸锅,添入高汤(1 000毫升),加入大酱、精盐、花椒水、大料(八角),放入土豆块和南瓜块,烧开后转用文火保持开状,炖半小时左右,见汤已不多、底部有一层锅巴时,撒上味精出锅即可。

第7章

运动健身与减肥降脂两相宜

生命在于运动

运动对血脂的"两大影响"

流行病学的调查及临床研究资料表明,目前可以确定的是运动可以改善人体与肥胖相关的脂质代谢紊乱,使升高的血清三酰甘油水平下降,使降低的血清高密度脂蛋白胆固醇水平升高。若运动与低脂肪、低热量膳食相结合,则可降低非肥胖者血清三酰甘油和升高血清高密度脂蛋白胆固醇水平。运动可使男性肥胖者升高的血清低密度脂蛋白胆固醇水平下降,但对女性来说这种作用较弱。

1.预防血脂升高　流行病学研究发现,从事体育运动或重体力劳动者的血清总胆固醇(TC)、三酰甘油(TG)水平,较同龄从事一般劳动或脑力劳动者低,而血清高密度脂蛋白胆固醇(HDLc)水平较高。如对长跑运动员的调查发现,其血清高密度脂蛋白胆固醇水平比普通人高。锻炼使血清高密度脂蛋白胆固醇水平升高,主要因为与骨骼肌和脂肪组织中的脂蛋白酶被激活,从而使极低密度脂蛋白(VLDL)与高密度脂蛋白(HDL)相互平衡转移有关。健身锻炼也常伴有血清三酰甘油和游离脂肪酸水平降低,可能与体内三酰甘油合成或分解代谢发生良性改变有关。

国内有研究人员对1 000例离退休人员作了5年的血脂纵向配对性比较。其中运动组参加有组织的健身活动(跑步、打门球、跳迪斯科等力所能及的训练),每天运动1小时以上,连续5年,少活动组(很少或偶尔参加短时间的体育锻炼)。5 年后运动组血清高密度脂蛋白胆固醇水平平均升高 11.5%,血清总胆固醇和三酰甘油水平降低非常显著;少活动组血清高密度脂蛋白胆固醇水平平均升高 6.3%,总胆固醇、三酰甘油水平无明显改变。

研究还发现,运动锻炼组最大氧耗量明显增加,与血清高密度脂蛋白胆固醇水平呈轻度相关,而与血清总胆固醇、血清低密度脂蛋白胆固醇呈负相关。说明在运动过程中,总胆固醇分解增加,甚至可出现一过性血清总胆固醇水平升高。但通过运动可将肝脏转移到骨骼肌中的脂质氧化,最终使血清三酰甘油水平降低。

2.降低血脂　运动锻炼还可增加葡萄糖耐量,保持稳态的健康体重,血清三酰甘油水平下降。如有报道,将 100 例 40～50 岁男性分为两组,对其中一组进行有计划的、按个人意愿的健身训练(散步、慢跑、滑冰等),时间为 2 个月和 4 个月。另一组不实行训练计划,为对照组。结果两组体重无差异。但开始训练 2 个月后,不论训练前血清三酰甘油水平如何,训练组平均血清三酰甘油水平开始下降,4 个月后较对照组有明显差异。

圣保罗的城市居民通过改变生活方式,即接受饮食及规定的锻炼方案治疗,经前后 2 年对比研究,发现接受治疗后不论男性或女性,平均人群血清总胆固醇水平均比接受治疗前降低,高胆固醇血症的患病率也明显减少。有专业人士对 12 个研究中心的 7106 例 35～59 岁的 Ⅱ 型高脂血症患者运动程度与血脂水平的三酰甘油相关分析显示,长期、规则的健身运动,对血脂有明显的调节作用。

了解有氧运动

有氧运动的创始人是美国预防医学专家库珀,他曾经长期担任美国总统的私人医生。他凭自己的实践经验,向人们提出了"有氧运动"的概念和自己的健身建议,他认为,大运动量的健身运动有可能会慢慢损伤身体,而每周锻炼 3～5 次,每次 30 分钟,这些适量的运动,就能有效降低患心血管病和癌症的危险。

有氧运动是指人体在氧气充分供应的情况下进行的体育锻炼。即在运动过程中,人体吸入的氧气量和身体需求量相等,达到生理上的平衡状态。有氧运动衡量的标准是心率,心率保持在 150 次/分的运动量为有氧运动,因为此时血液可以供给心肌足够的氧气。它的特点是强度低、有节奏,持续时间较长。有氧运动要求每次锻炼的时间不少于 1 小时,每周坚持 3～5 次。

有氧运动时,身体肌肉因为收缩而需要大量的养分和氧气,心脏的收缩次数增加,而且每次压送出的血液量也比平常多。同时,氧气的需求量也相应增加,呼吸次数比平常也多,肺部的收张程度也大。当运动持续时间较长时,肌肉长时间收缩,心肺就必须努力地供应氧分给肌肉,运走肌肉中的废物。这种持续性的需求,就能提高心肺的耐力,改善自身的血液供应,降低心脏病发作的危险性,并可以降低血压。同时,还可以降低血液中的低密度脂蛋白胆固醇和三酰甘油,升高血液中的高密度脂蛋白胆固醇。

🔖 首选运动方式为有氧运动

运动能够增加人体内热量的消耗。走路、跑步或游泳的热量消耗可以是静坐的几倍到几十倍。研究表明,当体力活动的消耗达到每天 1 000 千焦或每周 5 496～7 003 千焦时,如果在运动后不再加餐,摄入额外的热量,就能使体重减轻,脂肪减少。虽然各种运动形式都能够消耗热量,但最有效的方式还要属有氧运动。运动消耗的热量是由人体内储备的糖和脂肪氧化供应的,中小强度的有氧运动就可以消耗最大量的脂肪。

有氧运动之所以能够有效地降低血脂水平,是因为它可以提高高密度脂蛋白(俗话说的"好胆固醇")受体的基因表达水平,使低密度脂蛋白(俗话说的"坏胆固醇")水平下降,高密度脂蛋白水平上升,促进了脂肪代谢。长期进行中等或中小强度的运动,还会增强肺活量,控制高血压,调整脂肪代谢,防止动脉硬化。

此外,经常参加锻炼的人比不参加运动的人,随年龄发生糖尿病的危险要小 20%。糖尿病危险人群可根据自身病情和兴趣选择太极拳、散步、慢跑、游泳、爬山、骑自行车等中小强度的运动。运动时间应在饭后,以每周 3 次为宜。

养成运动的好习惯

在现代社会生活中,人们往往过着出门以车代步、上楼有电梯的安逸生活,不肯动用双脚,运动又少,致使血中胆固醇和脂肪沉积而侵害循环系统。因此,为了预防高脂血症,必须坚持适量的运动。

1995 年 10 月,世界卫生组织和国际体育医学联合会体育运动健康委员会共同发表了一份题为《为健康而运动》的声明,呼吁各国政府将加强体育运动和促进健康作为公共政策的一个重要方面加以考虑,并提出了在人类中开展体育运动的新倡议,内容包括以下几个方面。

应当将每天运动作为健康生活方式的基础,体育运动应当重新安排,成为每日生活中不可缺少的一项内容。第一步可以从使用楼梯代替电梯开始,短途上班时应提倡走路或骑自行车。

为儿童和青少年提供运动设施,使他们每个人都有机会参加有趣的运动,以使他们养成终身进行体育运动的习惯。

鼓励成年人逐步增加习惯性的运动,每天至少进行 30 分钟一般强度的体育运动,比如快步走、爬楼梯等;强度大的运动,如慢跑、骑自行车、田径运动(足球、网球等)以及游泳等均会有很好的强身健体的作用。

应当鼓励老年人过拥有积极运动的生活,以保持其行动上的独立自主,减少身体损伤的危险性,增加优质的营养,从而确定他们的社会角色并重建社会关系。

给残疾人或慢性病患者提供运动方面的建议并根据他们的需求提供适当的设施。

应当更广泛地宣传从任何年龄开始运动都会有益的观念,所谓运动不分长短先后。

把握锻炼的时间和强度

人体内糖的储存量是很有限的,而脂肪的储存量却很丰富,当人体在短时间内运动时,主要是靠消耗体内的糖来提供热量。在长时间的持续运动时,储量有限的糖就不能持续供应热量,而逐渐转为靠消耗体内脂肪来提供热量。血脂异常的人,要想通过运动降低血脂,就要参加能多消耗脂肪的持续时间较长的耐力运动,如走路、健身跑、骑自行车、游泳、划船、登山等。

血脂异常的人锻炼时应掌握合适的运动量,只有运动量掌握得合适,才能取得调脂的效果。运动量包括两个要素:一是运动强度;二是运动时间。对血脂异常的人来说,要求采用运动强度小而运动时间偏长的锻炼方案,以保证人体吸入足够的氧,有助于更多地消耗脂肪。

由于运动强度常和心率的快慢有密切关系,所以通常衡量运动强度的最简单的方法是以心率的快慢为标准。参加锻炼前要设法找出本人在运动中允许达到的最合适的心率数,最常应用的计算公式如下:(按年龄计最高心率−安静心率)×0.6+安静心率=运动中合适心率。

按年龄计最高心率只要用 220 减去实际年龄即可取得。例如一位 55 岁的中年人,他的安静心率是每分钟 70 次,那么他在运动中允许达到的心率就是:(165−70)×0.6+70 = 127 次/分。按这样的强度每次锻炼 20~30 分钟,每天锻炼一次就可以了,这就是他最合适的运动量。

运动锻炼注意事项

对于任何人来说,坚持体育锻炼,均有利于消耗体内脂肪,并加速血液运行,不使血流瘀滞,有利于防止胆固醇在血管壁的沉积。此外,对于高脂血症患者来说,坚持运动疗法还有几点特别注意事项。

(1)确定运动量 高脂血症患者在进行锻炼前应进行体检,以排除各种可能的并发症,以此确定自己的运动量。健康者、无严重并发症的高脂血症患者、低 HDL 胆固醇血症患者均可参加一般的体育锻炼。合并有轻度高血压、糖尿病和无症状性冠心病及肥胖的患者,可在医生指导下,进行适量的运动。

(2)应采取循序渐进的方式 运动锻炼不应操之过急,不能超出自己的适应能力,以致加重心脏负担。运动量的大小以不发生主观症状(如心悸、呼吸困难或心绞痛等)为度。

（3）不宜过早锻炼 因为时间越早天越黑、气温也越低,不仅易发生跌跤,而且易受凉,诱发感冒、慢性支气管炎急性发作、心绞痛、心肌梗死和脑卒中等疾病。因此,老年人应在太阳初升后外出锻炼,并注意保暖。

（3）不宜空腹锻炼 老年人新陈代谢率较低,脂肪分解速度较慢,空腹锻炼时易发生低血糖反应。因而,老年人晨练前应先喝些糖水、牛奶、豆浆或麦片等,但进食量不宜过多。

（5）不宜雾中锻炼 雾是空气中水汽的凝结物,其中含有较多的酸、碱、胺、酚、二氧化硫、硫化氢、尘埃和病原微生物等有害物质。锻炼时吸入过多的雾气,可损害呼吸道和肺泡,引起咽炎、支气管炎和肺炎等疾病。

（6）运动量不宜太大 老年人早上锻炼的时间宜在半小时左右,可选择散步、慢跑和打太极拳等强度不大的运动项目。如做 5 分钟的整理运动后,慢跑 20 分钟,再打一套太极拳,这样的运动量即可达到健身的效果。

需要注意的是,高脂血症患者并发下列疾病时禁止运动:急性心肌梗死急性期;不稳定型心绞痛;充血性心力衰竭;严重的室性和室上性心律失常;重度高血压;严重糖尿病;肝、肾功能不全。

高脂血症患者并发下列疾病时应尽量减少运动量,并在医疗工作者的监护下进行运动:频发室性早搏和心房纤颤;室壁瘤;肥厚型梗阻性心肌病、扩张型心肌病和明显的心脏肥大;未能得到控制的糖尿病;甲状腺功能亢进;肝、肾功能损害。

运动锻炼的步骤

（1）准备活动 准备活动对各种体育活动以至运动训练都是非常重要的。有很多人对此缺乏认识而忽视了这一必不可少的环节,结果经常肌肉酸疼,关节韧带扭伤,甚至发生因为突然进入大强度运动而引起的头晕、恶心等症状。一般来说,准备活动的目的有两个:一是活动各关节与肌群,提高其温度,增加弹性以适应将要进行的运动;二是逐渐提高心率,让心血管系统做好大强度运动的准备,安全地进行有氧代谢锻炼。准备活动通常需要 5~10 分钟,可以先慢跑 2~4 分钟,再做一套全身柔韧性练习,也可以先进行柔韧性练习,再开始慢跑或其他活动。比较安全有效的柔韧性练习方式是坐在地上或躺在垫子上进行静力伸展活动,也就是保持某一部分肌肉韧带在被牵拉的状况下静止 30~60 秒。这比传统的反复"振"的动作要好。

(2)有氧运动 这是整个练习的核心,必须保证质与量。所谓"质"是锻炼中心率要达到"有效心率范围"并保持在这个范围。所谓"量"就是要保证每周运动的次数和每次运动的时间,这样收效才会明显。

(3)放松整理 经过比较剧烈的 20~30 分钟耐力练习,突然停止或坐下、躺下都是十分有害的。因为肌肉突然停止运动会妨碍血液回流到心脏,从而造成大脑缺血,锻炼者会觉得头晕,甚至失去知觉。正确的做法是放慢速度,继续跑、走或是骑车 3~5 分钟,同时做些上肢活动,让心率慢慢降下来。

(4)肌力练习 这主要是针对一些在耐力活动中没有得到充分锻炼的肌群,主要是四肢与腰腹部。可以做徒手的俯卧撑、引体向上、仰卧起坐、俯卧挺身,也可以进行举重练习,最后再做几分钟的放松性柔韧练习,整个锻炼就可以结束了,总共需要 40~50 分钟。

让血脂在运动中消解

步行也是一种运动

外国有句名言:"腾不出时间运动的人,早晚会被迫腾出时间生病。"运动、阳光、空气与水,是生命的四大基石。运动可以使身体的心肺、血液、消化、内分泌系统得到锻炼,对外界的反应更加灵敏,使全身肌肉、骨骼强壮,陶冶情操,回归自然。

1992 年,世界卫生组织提出:最好的运动是步行。这是因为人是直立行走的,人类的生理与解剖结构最适合步行。美国最新研究表明,适当有效的步行可以明显降低血脂水平,预防动脉粥样硬化,防止冠心病。步行对于高脂血症患者来说,不仅可强身健体,更可以治疗疾病。但步行要达到防治高脂血症的目的,还要掌握科学要领:坚持、有序、适度。

步行是人最基本的运动方式,也是最佳的运动方式之一,更是一种疗效确切、简便易行的最佳降压方法。它不受环境、条件限制,人人可行。一个不经常运动的人如果每周步行20~30分钟,坚持几周,他的健康水平就可能有大幅度的提高。虽然步行不如慢跑消耗的热量多,但是一般可以坚持得更久一些,这样也可以达到锻炼的效果。

步行可促进四肢及脏器的血液循环;调节神经系统功能,促进新陈代谢,调节人之情志,解除神经、精神疲劳,使人气血流畅,脏腑功能协调,降低血压和血脂,减轻或消除头晕头痛、心烦急躁、失眠等症状。

步行应选择在空气清新、环境幽静的花园、公园、林荫道上进行。步行时要保持身体自然正直,抬头挺胸,两眼平视,呼吸自如,随着步子的节奏,两臂自然而有规律地摆动。

步行运动量的大小因人而异,以身体发热、微出汗为宜。一般来说,每分钟步行40~70米为慢速步行,每分钟步行70~90米为中速步行,每分钟步行90~100米为快速步行。一般在进行步行运动时,开始宜用慢速步行,以后再逐步增加步行速度。步行的时间可从每次5分钟开始,逐渐延长至每次30~40分钟,步行距离可从500米逐渐延长至1 000米或1 500米。中间可穿插一些登台阶或爬斜坡等路段,患者可根据自己的实际情况调整适合自己的运动量。

一般在慢速步行时,每分钟热量消耗为52.67千焦(12.6千卡),每小时大约消耗3500千焦(837.2千卡)的热量。如果不增加进食总量,每日步行1小时,坚持3周,就可以减轻体重0.5千克。

慢跑减肥降脂效果好

慢跑是一种中等强度的锻炼方法,近年来流行于世界各地,被人们誉为"有氧代谢运动之王"。从20世纪60年代起,在美国每年估计有700万~1 000万人坚持慢跑。它的运动强度大于步行,适合于有一定锻炼基础、身体条件较好的患者。对于保持中老年人良好的心脏功能,防止肺组织弹性衰退,预防肌肉萎缩,防治冠心病、高脂血、动脉硬化等,具有积极的作用。

慢跑又称健身跑,其优点是不需要任何运动器械,不受时间和地点的限制,并且运动效果明显。慢跑时的供氧量比静止时多8～10倍,能使心脏和血管得到良性刺激,可有效地增强心肺的功能和耐力。通过适当的慢跑,可增强腿力,对全身肌肉,尤其对下肢的关节、肌肉有明显的锻炼效果,它能减轻体重,降低血脂,有助于降低血压。同时,慢跑可提高机体代谢功能,调节大脑皮质功能,使人精神愉快,促进胃肠道蠕动,增强消化功能,改变或消除高脂血症患者的各种症状。

对于缺乏锻炼基础的患者,应先进行步行锻炼,然后过渡到走跑交替(间歇跑),使机体有个适应过程,最后再进行慢跑运动。

慢跑无论何时开始都不晚,只要坚持锻炼,就会有效果。患者起初可以少跑一些,或隔一天跑一次,经过一段时间的锻炼后,再逐渐增加至每天跑3 000～4 000米。在慢跑前,应稍减一些衣服,做3～5分钟的准备活动,如活动一下脚、踝关节及膝关节,伸展一下肢体或做片刻徒手体操,之后由步行逐渐过渡到慢跑。

慢跑时,动作要自然放松,呼吸应深长而有节奏,不要憋气,可两步一呼、两步一吸,也可三步一呼、三步一吸。宜用腹部深呼吸,吸气时鼓腹,呼气时收腹。慢跑时的步伐要轻快,双臂自然摆动。慢跑的运动量以每天跑20～30分钟为宜,但长期坚持才能奏效。跑的速度不宜太快,不要快跑或冲刺。要保持均匀的速度,以不觉得难受、不喘粗气、不面红耳赤,能边跑边说话的轻松气氛为宜。

慢跑应选择空气新鲜、道路平坦的场所进行,不要在饭后立即跑步,也不宜在跑步后立即进食。慢跑后可做一些整理活动,及时用干毛巾擦汗,穿好衣服。

慢跑中若出现呼吸困难、心悸、胸痛、腹痛等症状,应立即减速或停止跑步,必要时可到医院检查诊治。

🌱 不费力的游泳减肥降脂法

经许多医学家、运动学家多年的跟踪调查和研究后发现，在各种减肥方法中，最安全、最有效、最理想的减肥运动是游泳。专家指出，同肥胖斗争最重要的是加大人体的热量消耗。由于水的导热性是空气的 5 倍，游泳时水的阻力又比空气大得多，所以游泳时所消耗的热量，远远超过众多的陆上运动项目。特别是长时间的慢速游泳，可以消耗来自脂肪的热量，从而加快减肥的速度。

肥胖者的体形决定了其无论以何种方式在陆上进行减肥运动，均可能使身体承受较大的负担。这不仅会使肥胖者行动困难，灵活性降低，并过早地出现疲劳，还易使下肢骨骼、关节等支撑运动的器官发生运动损伤。但游泳就不同了，由于水的浮力作用，使肥胖者的体重大部分被水的浮力抵消，使人在接近失重的状况下进行运动，这就大大减轻了肥胖者运动时下肢的沉重负担。这不仅使肥胖者能在水中轻松自如地运动，而且还大大减少了发生下肢和腰部运动损伤的概率。在水中游泳，水的压力、阻力和浮力对人体也是一种极好的按摩，对医治因肥胖而带来的一系列疾病都有良好的效果，而且肥胖者的心血管系统的负担也不会过大。实验证明，游泳还能有效地缓解大脑的紧张程度，并降低血管平滑肌的敏感性，有预防和治疗高血压的作用。

水中漫步降压法适合不会游泳的中老年肥胖型的高脂血症患者。因为水具有浮力，比起在陆地上走路而言，对于足腰部位的压力较少。一些腰痛的人或是膝部容易受损的人也适合运用这种方法。

🌱 锻炼全身的骑车降脂法

不管是在室外骑自行车进行锻炼，还是在健身房骑固定自行车运动，都和跑步、游泳一样，是一种最能改善心肺功能的耐力性锻炼。在美国，每年有 2 000 万人骑自行车健身，而且参加的人数越来越多，法国、德国、比利时、瑞典等国也是如此。

骑自行车是一种眼、手、身、腿并用的全身性运动,骑车有益于提高心肺功能和消化功能,还能促进血液循环和新陈代谢。用慢中速,每小时 10～15 千米,每天锻炼 30～60 分钟,可起到较明显的降血脂作用,并兼有减肥作用。此项运动适用于中老年高脂血症患者,研究表明,骑车消耗的热量与路面坡度和负载有关,所以,体力好者要增加运动强度,可选择有一定坡度的路段或者负重锻炼。

专家研究发现,经常骑自行车能预防人的大脑老化,提高神经系统的反应性。骑自行车是异侧支配运动,两腿交替蹬踏可使左、右侧大脑功能同时得以开发,防止其早衰及偏废。

骑车能提高心肺功能,锻炼下肢肌力和增强全身耐力。骑自行车运动对内脏器官的耐力锻炼效果与游泳和跑步相同。此项运动不仅使下肢髋、膝、踝 3 对关节和 26 对肌肉受益,而且还可使颈、背、臂、腹、腰、腹股沟、臀部等处的肌肉、关节、韧带也得到相应的锻炼。

骑自行车时,由于周期性的有氧运动,使锻炼者消耗较多的热量,可收到显著的减肥效果。此外,每天骑自行车 4～5 千米,还能刺激人体雌激素或雄激素的分泌,使性能力增强,有助于夫妻间性生活的和谐。

进行骑自行车锻炼时,要调整好自行车鞍座的高度和把手等。调整鞍座的高度可以避免大腿根部内侧及会阴部的擦伤。调整把手可以有助于找到避免疼痛的良好姿势。还应经常更换手握把手的位置,注意一定的节奏,可采取快骑与慢骑交替进行。

室内骑固定自行车锻炼的运动量主要取决于车速。车速可根据每分钟蹬车的次数来决定,也可根据自行车轮的周径,推算每分象征性骑的距离。一般在骑车几分钟后,应停一下在 1～2 秒内计数脉率,以便掌握运动量。如果脉率过快,说明运动量过大,应减慢车速;如脉率慢,则应增加车速。开始进行骑固定自行车锻炼时,一般进行 10～20 分钟,然后逐渐增加锻炼时间。

爬楼梯也能降脂

　　有学者调查发现,1 周登 5 000 级(每天 714 级,相当于上下 6 楼 3 次)阶梯的人,其病死率比不运动者低 1/3。爬楼梯消耗的热量,比静坐多 10 倍,比散步多 3 倍,比步行多 1.7 倍,比打乒乓球多 1.3 倍,比打网球多 1.5 倍,比骑自行车多 1.5 倍。运动者跑 2~3 次 6 层楼相当于 800~1 500 米的运动量。另外,爬楼梯也是一种全身运动,运动时下肢肌肉、骨、关节、韧带都能得到锻炼,使肌肉发达,关节灵活,同时使神经系统的反应更灵敏;可使全身血液循环加快,改善心肺功能,促进消化吸收,改善血脂代谢,延缓动脉硬化的发生,并使心脏处于良好的功能状态。但这种运动对于老年人或有心脑血管并发症、下肢关节有损伤者是禁忌的。即使体质好的患者,亦应重视经常的自我检测,以防导致伤害。

　　老年人做此运动一定要适度(对已患有高血压的人,一定要有亲属陪伴),一般以一个楼梯组为 12 个台阶,每个台阶 20 厘米计算,老年人作为健身锻炼,可用 1 分钟登 4 个楼梯组的速度进行。这种速度均匀,节奏明显的运动,既可达到健身的目的,又不会使内脏产生很大的反应,最适合老年人采用。以这种速度登 12 个楼梯组,上楼用 3 分钟,下楼用 2 分钟,休息一段时间,再重复登。开始可重复 1 次,逐渐增加到 2~3 次。一般老人经过一段时间锻炼后,可增加到 5 次,并稳定在重复 5 次的水平上。

　　在开始爬楼梯锻炼中,患者可在每次锻炼的中途根据体力状况适当休息一会儿。例如,隔几个楼梯组中间休息半分钟,大约连续锻炼 2 个月后,中途不再休息。每次锻炼时间可控制在半小时左右。在登楼梯的过程中可以配合呼吸,若形成有节奏的呼吸,锻炼效果更佳。另外,老年人爬楼梯锻炼还应该注意以下几点。

　　不要影响邻居行走。老年人进行爬楼梯锻炼,最好在清晨邻居大部分尚未起床时。这时楼道中行人极少,也不会对锻炼产生干扰。

　　不要摸黑锻炼。有些楼道采光不好,锻炼时可打开楼道的电灯,增加照明度,以便看清梯级。

不宜穿拖鞋。进行爬楼梯锻炼时,以轻装、空手为好,不宜穿拖鞋,一方面拖沓声惊扰别人,另一方面容易松脱或摔跤。

上下楼时应集中注意力,保持稳健从容的步态。扭伤多发生在下楼时,因此,下楼时不要过急,要注意步步踩实。

适合年轻人的跳绳减肥法

跳绳是以较为剧烈的运动降低血脂的方法之一。跳绳花样繁多,可简可繁,随时可做,一学就会,特别适宜在气温较低的季节进行,而且对女性尤为适宜。从运动量来说,持续跳绳10分钟,与慢跑30分钟或跳健身舞20分钟相差无几,可谓耗时少、耗能大的有氧运动。但需要指出的是,跳绳只适用于早期轻度的高脂血症患者,而且在跳绳时还必须掌握科学的方法,并且在运动前须先咨询医生。跳绳起跳和落地都要用脚尖,同时脚尖和脚跟需用力协调,防止扭伤。切记不能用脚后跟着地,用脚尖和脚掌着地;否则,长时间跳跃会损伤脚踝和脊柱等。膝部要微曲,这样可以缓和膝部和脚踝与地面接触时的冲撞,防止受伤,最重要的是避免跳起后两脚往前伸。跳绳时不必跳得过高,以能让绳子通过为宜。当跃起时,不要极度弯曲身体,要形成自然弯曲的姿势。跳时,呼吸要自然有节奏。总之,只要掌握跳绳的技巧,就能降低对身体的冲击。

健美操降脂法

健美操除了具有一般体操对肌肉关节的锻炼作用外,还有一种保持形体美的特殊作用。健美操是针对中老年颈肩退行性病变,胸腹部脂肪堆积,腰髋部活动不灵等而编制的,目的在于消耗体内多余的脂肪(及脂质),提高新陈代谢率,改善身体素质,消除精神压力,保持健美体形,达到降脂减肥与健体强身的双重目标。

选择适宜的降脂健美操与运动强度应根据个人的年龄、性别、职业、生活条件、环境、体力以及原有的运动基础综合判断和制订具体计划,具体实施中逐渐增加运动量,每次运动时间也要逐渐增加到30分钟以上,才能获得较为满意的效果。

做健美操时,一般以消耗1 344千焦热量的强度最为合适。若做操时出现头晕、心慌等不适反应,应停止练操。对伴有严重心、肺、脑疾病的中老年高脂血症患者及年老体弱者不宜做降脂健美操。具体操练方法如下:

1. 转体运动 两脚开立,与肩同宽,两手叉腰,上体向左转动至最大限度,还原。依此法再向右转动至最大限度,还原。连续转体20~40次。

2. 手摸脚踝 两脚开立,比肩略宽,上体前屈,两臂侧伸展,与地面平行,转肩左手摸右脚外侧(踝部);转肩右手摸左脚外侧(踝部)。重复10次。

3. 下蹲起立 两脚开立与肩宽,下蹲,膝关节尽量屈曲,起立,再下蹲。连续做20次。

4. 仰卧起坐 仰卧位,两手上举向前,带动身体向上坐起,还原,再坐起。连续做20次。

5. 对墙俯卧撑 面对墙站立,距墙80厘米左右,两手掌贴墙做双臂屈伸练习。连续做20次。

6. 原地高抬腿 两脚并立,两臂下垂,掌心紧贴同侧大腿外侧面,先将左脚高抬至尽可能高位,下踩,再将右脚高抬至尽可能高位。交叉连续做20次。

跳舞减肥降脂法

舞是有节奏的全身运动,它具有减肥降脂、舒筋活络、流通气血、滑利关节、改善机体功能等作用。由于跳舞多在音乐伴奏下进行,音乐与舞蹈的有机结合,其功效就不仅仅是两者的简单相加,而是具有更广泛的整体效应。

有些舞蹈在大多数情况下是需要踮起脚尖走步的,如跳交谊舞时,脚尖着地的机会就较多,这种姿势不但使小腿肌肉和足踝关节得到了较好的锻炼,而且还通过反射作用于大脑以调节血压,从而达到降低血压的效果。

经常跳舞者常有这种体会,当紧张工作之余,走进舞厅时,便会有轻松愉快、心旷神怡之感,这对高血压患者来说无疑是有益的。但须注意下列事项。

必须把跳舞看成是一种健身治病的锻炼手段,而不应单纯把它看作是一种文化娱乐活动,并做到持之以恒。舞种的选择可根据自我的喜好、病情及体质状况而定,一般以交谊舞中节奏较慢者为宜,可不必过于追求舞姿的艺术性,唯以愈病为目的。

病情较重,或有心、胸并发症及年迈体衰者,跳舞时间不宜过长,更不能进行过于剧烈的舞蹈运动。

跳舞过程中应适当控制情绪,不要过度兴奋、激动,切不可被一些容易使人激动的音乐所驱使,以免血压骤升,发生意外。

舞场音量要适中,避免强烈的音乐刺激,切忌迪斯科音乐。否则,不但达不到治病的目的,反而会因强烈的音响刺激使血管痉挛,血压升高。

跳舞不宜在饭后立即进行,至少须在进食半小时之后。

降脂真气运行法

真气运行法是一种静功自我疗法,主要通过凝神调息、培植真气,以贯通经络,调理阴阳气血,而达防病治病、延年益寿之效。

(1)姿势 以平坐式为主,凳椅面上可加软垫,要求凳椅坐面与小腿等高;臀部的 1/2～1/3 坐于凳面,两足平行,足底着地,并与小腿垂直,小腿与大腿垂直,大腿与上身垂直;两膝间距两拳宽,两手掌自然覆置大腿上,两肩松垂,含胸拔背,头顶如悬,下颌微收,舌抵上腭,口目轻闭,两眼内视,耳听呼吸。盘坐亦可。当修习纯熟后,则站、卧、坐、行皆可。

(2)呼吸与意念 本疗法呼吸法是鼻吸鼻呼。练功初期,意念只需注意呼气,尽量做到深、长、细、匀,而吸气时则任其自然,无须任何意念。随着练功的深入,呼吸和意念需作适当调整。

(3)收功 每次练功结束前,先放松意念,手掌相对摩擦至热,如洗面、按面部数周,使精神恢复常态后,慢慢起身活动即可。

五步练功降脂法

第一步　练功准备就绪,微合双眼,先注视鼻尖片刻,接着闭目内视心窝部,耳听呼吸,勿使有声。意念随每次呼气自喉部下达心窝部,尽可能逐渐放慢、放长,每次呼气的时间,以每分钟呼 8～12 次为宜。吸气时任其自然,无念无识。练功时若有杂念,可用数息法制止:只需数呼气之数,从 1～10,再回头从 1～10,反复进行,杂念平息,即不必数息。本步练功每日 3 次,每次 20 分钟。尽可能固定每日练功时间,易于形成条件反射。若不能固定时间者,则每日早、中、晚 3 次不可缺。练功 3～5 日,便自觉心窝部有沉重感,至 10 日左右心窝部有温热感,即告第一步完成,为第二步奠定了基础。练本步期间,无练功基础者,可能出现头昏、腰酸背痛、呼吸不自然、舌抵上腭不习惯等,这些是初练时的生疏现象,只要坚持按要求去练,便会逐渐纯熟,各种不自然现象也就会慢慢消失。

第二步　当第一步功法练至每次呼气自觉心窝部发热时,即可意息相随,于每次呼气时,以意引心窝之热气流逐渐向下延伸,一步步趋向丹田(小腹内)。但亦需注意轻松自然,不可过分用意和操之过急。如此每日练功 3 次,每次半小时左右,约 10 天即可于每次呼气时出现一股热流下达丹田的感觉。此时可出现小腹中汩汩有声,食欲增进,大小便异常者渐趋正常。

第三步　接上步,当每次呼气皆有热流下沉丹田,丹田稍微发热后,即把呼吸有意无意地止于丹田,即意守丹田,不必过分注意呼气。每日练功 3 次,每次 40 分钟左右。本步锻炼时间需 40 天左右,即可感到丹田内形成一个“气团”,随着功夫的积累,气团逐渐增大,小腹充实饱满有力,有时会出现阴部作痒,会阴跳动,肾区及四肢发热等,这些现象或感觉可因人而异。一般患有失眠、阳痿、月经不调者均可明显好转。

第四步　接上步,当丹田真气充实到一定的程度,即会沿脊柱上行。此时,意念须随之上行而不为别的事情分散注意力(勿忘)。当其止于某处不复上行,甚或有所退下时,也不要用意向上导引(勿助)。因为上行之快慢完全取决于丹田中真气充实的程度。丹田越充实,上行的力量越大,速度越快;反之,则上行中止,甚或倒退。当上行至脑后"玉枕关",屡屡欲上难通过时,可用内视头顶法,一般即可冲过"玉枕关"。本步是关键的一步。每日练功次数可适当增加至 4~5 次,每次需 1 小时左右。一般在 1 周之内,气流即可冲过"玉枕关"。这也是因人而异的,快者一下子就可通过,力量也很猛,较快者需数次,慢者需数天,个别人可因特殊情况而久久难以通过。练本步过程中,可出现项背强急、头如金箍等情况,是冲关通督之前兆,不可疑虑放松。通关后尾闾、夹脊、玉枕及整个脊背将会感到自然轻松愉快。通关后,呼气时热流直下丹田,吸气时热流沿脊而上过头顶至口腔,形成任督循环(即"小周天")。至此境界,凡患有头晕、耳鸣、失眠健忘、性欲低下、月经不调、心悸气短、精神恍惚等病症者,皆可明显改善,长期坚持可望康复。无病者亦可致身轻体捷,精力充沛。

第五步 任督循环形成后,一般仍意守下丹田,同时其他经脉也可相继开通。如头顶出现动力,可改守上丹田(脑中),可以灵活掌握。练功时间仍每日 3 次,每次 1 小时左右。此期间,会出现头皮奇痒,舌尖颤麻,全身如有电流乱窜,皮肤麻痒如有蚁爬,眉心、鼻梁紧张等反应,亦因人而异,不必害怕,也不要追求,约 1 个月后各种征象渐会自然平息。此后各种慢性病皆可明显好转或痊愈。

注意事项 本法需在静室内进行,室内应明暗强度适宜,空气流通清新,又不可直接挡风。凡大饥、大饱、大怒、大惊等情志不宁时,练功者不宜勉强练功,需待心情平静后再练。练功时间内,练功者应尽量避开一切干扰。凡天气剧变,狂风暴雨,雷电交加之时,暂勿练功。若练功中有意外干扰,不必惊慌,慢慢放松意念。临时收功后再慢慢起坐应付,待恢复平静后再补练。用本疗法者平时须注意清心寡欲,心平气和,劳逸适度,饮食清淡,忌食辛燥、腥膻、黏腻之物。

血府逐瘀降脂功

血府逐瘀功可以平肝理气、温通心阳、虚胸实腹、交通心肾、活血化瘀,对防治高脂血症和动脉粥样硬化有一定作用。由于该功有类似中医方剂血府逐瘀汤的作用,故名之为血府逐瘀功。

1.平肝通阳　平坐,两手的中指头接触,两手心相对置腹前。意念沿三线(胸腹正中线和过两乳的胸腹侧位线)自上至下,放松 2 遍。意守两手的中指头按触处 10～20 分钟,自然呼吸,气息归元。搓手,抹面梳头,擦耳轮,搓腰收功。半个月后,三线放松改为三线行气,然后改四线(胸腹两侧位线和腰背两侧位线)自上而下放松行气。每日练功 2 次,每次 20～30 分钟。

2.虚胸实腹　姿势同前,意念于四线放松行气 2 遍,舌在口腔内搅动咽津,意守丹田 10～20 分钟。自然呼吸,气息归元,摩腹收功,每日 2 次。早、晚各 1 次。

3.活血化瘀　姿势同前,也可卧式或站式。意念于四线放松行气一遍,气沉丹田,意守丹田,待气聚丹田有明显感觉后,引丹田之气至会阴、左大腿外侧、左小腿外侧、左脚背、左大趾、第二趾、第三趾、第四趾、第五趾、左涌泉穴、左足踝(内踝),再从左小腿内侧、左大腿内侧回到丹田,"养"一会儿,再如前法在右下肢行气。最后回到丹田,再"养"一会儿。然后气息归元,摩腹收功。

五禽戏减肥降压

五禽戏是中国民间流传时间最长的健身方法之一。早在 1982 年,我国卫生部、教育部和国家体委就发出了通知,把五禽戏等中国传统健身法作为在医学类大学中推广的"保健体育课"的内容之一。2003 年,国家体育总局把重新编排后的五禽戏等健身法作为"健身气功"的内容向全国推广。五禽戏动作简洁自然,能有效活动身体的各个部位,高脂血症患者可以根据自己的身体状况进行练习。

据说,五禽戏是由东汉名医华佗模仿虎、鹿、熊、猿、鹤 5 种动物的动作创编的一套防病、治病、延年益寿的医疗气功。它是一种动静兼备、刚柔并济、内外兼练的仿生功法。

传统的五禽戏,又称华佗五禽戏,共有动作 54 个;由国家体委新编的简化五禽戏,每戏分两个动作,分别为虎举、虎扑;鹿抵、鹿奔;熊运、熊晃;猿提、猿摘;鸟伸、鸟飞。每种动作都是左右对称地各做一次,并配合气息调理。

练习五禽戏要做到全身放松,意守丹田,呼吸均匀,形神合一。练熊戏时要在沉稳之中寓有轻灵,将其剽悍之性表现出来;练虎戏时要表现出威武勇猛的神态,柔中有刚,刚中有柔;练猿戏时要仿效猿敏捷灵活之性;练鹿戏时要体现其静谧恬然之态;练鸟戏时要表现其展翅凌云之势,才能融形神为一体。下面是五禽戏的练习方法。

1. 虎戏　脚后跟靠拢成立正姿势,两臂自然下垂,两眼平视前方。

(1)左式

1)两腿屈膝下蹲,重心移至右腿,左脚虚步,脚掌点地、靠于右脚内踝处,同时两掌握拳提至腰两侧,拳心向上,眼看左前方。

2)左脚向左前方斜进一步,右脚随之跟进半步,重心坐于右腿,左脚掌虚步点地,同时两拳沿胸部上抬,拳心向后,抬至口前两拳相对翻转变掌向前按出,高与胸齐,掌心向前,两掌虎口相对,眼看左手。

(2)右式

1)左脚向前迈出半步,右脚随之跟至左脚内踝处,重心坐于左腿,右脚掌虚步点地,两腿屈膝,同时两掌变拳撤至腰两侧,拳心向上,眼看右前方。

2)与左式2)同,方向左右相反。如此反复左右虎扑,次数不限。

2. 鹿戏　身体自然直立,两臂自然下垂,两眼平视前方。

(1)左式

1)右腿屈膝,身体后坐,左腿前伸,左膝微屈,左脚虚踏;左手前伸,左臂微屈,左手掌心向右,右手置于左肘内侧,右手掌心向左。

2)两臂在身前同时逆时针方向旋转,左手绕环较右手大些,同时要注意腰胯、尾骶部的逆时针方向旋转,久而久之,过渡到以腰胯、尾骶部的旋转带动两臂的旋转。

(2)右式　动作与左式相同,方向左右相反,绕环旋转方向亦有顺逆不同。

3. 熊戏　身体自然站立,两脚平行分开与肩同宽,双臂自然下垂,两眼平视前方。先右腿屈膝,身体微向右转,同时右肩向前下晃动、右臂亦随之下沉,左肩则向外舒展,左臂微屈上提。然后左腿屈膝,其余动作与上左右相反。如此反复晃动,次数不限。

4.猿戏　脚跟靠拢成立正姿势,两臂自然下垂,两眼平视前方。

(1)左式

1)两腿屈膝,左脚向前轻灵迈出,同时左手沿胸前至口平处向前如取物样探出,将达终点时,手掌撮拢成钩手,手腕自然下垂。

2)右脚向前轻灵迈出,左脚随至右脚内踝处,脚掌虚步点地,同时右手沿胸前至口平处时向前如取物样探出,将达终点时,手掌撮拢成钩手,左手同时收至左肋下。

3)左脚向后退步,右脚随之退至左脚内踝处,脚掌虚步点地,同时左手沿胸前至口平处向前如取物样探出,最终成为钩手,右手同时收回至右肋下。

(2)右式　动作与左式相同,方向左右相反。

5.鸟戏　两脚平行站立,两臂自然下垂,两眼平视前方。

(1)左式

1)左脚向前迈进一步,右脚随之跟进半步,脚尖虚点地,同时两臂慢慢从身前抬起,掌心向上,与肩平时两臂向左右侧方举起,随之深吸气。

2)右脚前进与左脚相并,两臂自侧方下落,掌心向下,同时下蹲,两臂在膝下相交,掌心向上,随之深呼气。

(2)右式　同左式,唯左右相反。

太极拳减肥降脂法

太极拳是我国传统的保健方法,它同气功一样,均属于自我心身锻炼疗法范畴。实际应用表明,太极拳对增进人体健康、防治多种慢性疾病确有较好的效果,尤其是对高脂血症及心血管系统疾病有良好的治疗作用。因太极拳动作轻柔缓慢,且以意念引导动作,心境平静坦然,可使全身肌肉放松,故有利于平稳减肥降脂。

太极拳锻炼一般要求形正体松、舒展自然、匀缓圆活、连贯协调、全神贯注、用意轻运、吐纳适度、轻灵活泼,应将"意""气""形"三者合一,并贯串于整个锻炼过程中。在练太极拳时,还必须特别注意以下两点,才能收到更好的效果。

首先,要用意而不用力。打拳时注意力一定要高度集中,排除一切杂念,用意而不用力地以意识引导动作。也就是在做每一个动作之前,要先想该动作如何做,同时又边做边想下一个动作。这样"先想后做,边做边想"就能将意识与动作有机地结合起来。在打拳中,还应全身高度放松,以使周身经络气血畅通无阻。

其次,密切配合呼吸。太极拳的流派繁多,采用的呼吸方法各异,但就呼吸的生理学基础来看,一般都主张采用腹式呼吸,亦即利用膈肌的升降运动为主来带动呼吸。腹式呼吸要顺其自然,不要憋气,在配合具体动作时,应遵循"降呼升吸""进呼退吸""实呼虚吸"等原则,逐步做到深、长、细、匀、稳、缓、静等7种要求。有些拳师强调呼吸时要提肛,即收缩肛门括约肌,但因提肛需结合闭气,故患者不宜采用此法。总之,呼吸一定要合乎自然,并紧密地结合动作进行,以达到圆活、协调、连贯的境界。

第8章

快乐，是最好的辅药

心情影响血脂

退休后血脂下降的原因

国内流行病学调查发现,有些高脂血症的老年患者,离退休后在药物和饮食习惯、生活方式不变的情况下,血脂浓度却明显下降甚至逐渐恢复正常,且血脂下降特点是稳定、持久的,并不是短暂的波动。显然其血脂浓度下降与离退休密切相关。国外也有资料表明,长期睡眠不佳、精神紧张、忧虑及时间紧迫均能影响血脂代谢。离退休后脱离了紧张的工作环境,血脂代谢障碍有可能得到了纠正。

情绪紧张、争吵、激动、悲伤会增加儿茶酚胺的分泌,游离脂肪酸增多,促进血清胆固醇、三酰甘油水平升高。抑郁会使高密度脂蛋白胆固醇降低。在动物实验中也观察到,对已形成高胆固醇血症的实验动物,每天给予安定及抚摸动物,结果其动脉粥样硬化病变形成范围明显减小。

可见,精神、情绪等心理因素对血脂是有一定程度影响的。在治疗高脂血症时,除了运用药物、饮食、运动等疗法外,同时配合心理疗法,治疗效果会更明显。

高脂血症患者常见心理

1.感觉异常　患者主观感觉异常,表现在对事物的过分敏感。他们不仅对声、光、味等外界刺激很敏感,如怕嘈杂音和畏光等,还对自己的体位、姿势,甚至心跳、呼吸等也十分关注。由于病情的迁延,治疗需要一定过程,常有度日如年的感觉。

2. 情绪变化   患者生病后,容易形成不良心理,情绪不稳定,常有焦虑、激怒、抑郁、恐惧、悲观等情绪。有的患者爱发脾气,甚至变得十分任性。男性可以为了一点小事就吵吵嚷嚷,女性多表现为抑郁哭泣。

3. 孤独感   人生病以后,接触的人少了,或周围接触的都是陌生人,或接触的时间极其短暂,这就加重了患者的孤独感。许多患者希望别人陪伴,以得到心理上的宽慰。

4. 自尊心敏感   患者非常重视别人对自己的态度,具有比平常人更为敏感的自尊心。生病以后,不能为社会创造价值,个人在社会上的地位也就有所动摇,自我价值感受到挫伤,自尊心也会不同程度地因失落感而受到伤害。

5. 出现依赖性   人生病后,依赖性增加。患者一般变得被动、顺从、依赖,情感变得脆弱,甚至带点幼稚的色彩,只要亲人在场,本来可自己干的事也让别人做。一向意志和独立性很强的人,主见力和自信心也表现不足了。养病中,他们对爱的要求和归属感增强,希望得到更多人的关心和帮助,希望有更多的亲友探望。

6. 期待心理强   患者希望获得同情和支持,得到认真的诊治和护理,急盼早日康复,在这种期待心理的驱使下,患者多急不可耐,四处求药。期望值较高的患者,往往把家庭的安慰、医生和护士的鼓励视为病情减轻,甚至是即将痊愈的征兆。当病情加重时,又期待着病重过后即将出现好转。当已进入危重期,也期待着有起死回生、转危为安的可能。

7. 疑心加重   有的患者见到医护人员低声说话时,就以为是在讨论自己的病情;有人对别人的好言相劝半信半疑,甚至曲解别人的意思;有的人对服药打针和处置检查疑虑重重,担心误诊。一般说来,性格内向的人、病前疑心较重的人、易受消极暗示的人和心理疾病患者等,疑虑较重。

8. 失助自怜   一些所患疾病有预后不良或病情危重的患者,由于自我价值感的丧失,自信心降低,认为对所处情景已失去控制力,周围对他的帮助也是无能为力,失去生活的勇气。这是与期待心理相反的消极的心理状态,对治疗疾病是极为有害的。

信心,离不开家人的帮助

患有高脂血症后,患者会对家庭、生活、感情等有一系列不同以往的要求,这就需要家庭成员对这种疾病有正确的认识,从生活、医护,特别是心理上照顾好患者,具体来说,在心理安慰上,家庭成员要帮助患者树立战胜疾病的信心。

对待家庭中的高脂血症患者,不论其处在病情的哪个阶段,都要有足够的耐心帮助患者进行治疗。当患者处在高脂血症初期时,他可能是在例行体检中,不经意间发现患有这种病的,因为是初期,可能没有什么生理病理的明显变化,患者大都不太重视治疗,对服药、减肥、饮食的改变也不放在心上。如果患者是处在高脂血症的中期或者后期,这就需要家人按照医嘱对患者定时就医、按时用药、坚持锻炼等各方面进行更为详细和耐心的照顾,并帮助患者逐渐改变过去不良的生活习惯。可以说,不良生活习惯是导致高脂血症高发的重要因素之一。家人可以和患者一起制订改变往日共同的不良习惯的计划,并一起进行锻炼,改进饮食方式等。相信在家人的耐心帮助和细心照料下,高脂血症患者会很快康复的。

有的高脂血症及相关疾病患者在患病后会产生一种受挫折的心理,有的是多次医治,却疗效不好,产生灰心丧气的心理。对此,家人要不断向患者传递支持的信息,告知高脂血症的可治性,并共同学习这方面的知识,收集相关的治疗成功的实际案例,以科学的知识和实际事实帮助患者解决烦恼,树立信心。

家人在对高脂血症患者进行心理调护,帮助患者树立自信时,一定要遵循心理学规律。必须在学习了解疾病的医学知识和心理学的科学知识后,结合自己家的实际情况,给患者进行和风细雨式的心理疏导和关怀。不能简单地凭借自己的想象和一知半解进行讲解,这样反而会因为自己的知识缺乏让患者产生不信任的感觉,起不到应有的效果,却会起到反效果。

早期患者的心理对策

在高脂血症患病早期,患者刚得知自己患病后会比较紧张,但得知自己处在患病初期时,又会出现否认、埋怨、自责等心理变化,一般是下意识地降低疾病严重程度,或者产生埋怨心理,找自己的原因,找家人的原因等。同时,还会以生气来对待疾病,也可能和家人以及医护人员争执生气。

这时,家人就要能敏感地体察他们的各种心理反应,帮助他们面对现实,承认疾病的存在,鼓励他们表达自己的情感。在倾听过程中,家人要多表示对他们的理解,并帮助患者认识到高脂血症对机体有许多危害,引起足够的重视,但不能给自己加重心理负担,甚至被它吓倒。患者在心理上一定要意识到治疗高脂血症并不是件容易的事情,它是一个长期的任务。高脂血症的形成不是短期所致,要降低血脂也要花费很长的时间。

特定人群的心理调适

儿童患者:心理引导法

儿童高脂血症患者存在的心理问题有这样几方面:儿童患者多不在意病情轻重及预后;儿童患者心理承受能力、理解能力有限;儿童患者自我中心比较突出;儿童患者自我管理能力较差;儿童患者心理变化较快。因此,儿童高脂血症患者在进行心理调护时,应从以下几方面着手。

讲解病情时要耐心,选择适合儿童发育阶段的语言,用简短的解释,尽量用他们熟悉的词汇,避免令人恐慌的词语。

儿童认知能力的特点是以自我为中心。要尽量引导患儿吃些他们既喜欢吃,又不影响血脂的食品,如水果、鱼干等。不要强行管制,以免产生不良情绪影响病情,也不要为安慰儿童而允许其过量食用大鱼大肉,否则会使病情加重。

儿童患者心理活动随治疗情况好转而迅速变化,认为自己病情好转,家长及医护人员应该满足一下他们的一些要求。此时不可放松对他们饮食的控制及对他们服药的管理,以免病情反复。

鼓励孩子多参加运动。教育孩子不要进食后就睡觉,不要在看电视时进餐,进食后要适当活动。鼓励孩子克服自卑心理。有时由于身体肥胖经常受到同伴的讥讽,此时应鼓励孩子面对现实,积极主动地参与减肥。一旦有效就应鼓励他们坚持下去。帮助孩子制定行为降脂、减肥方案。

青年患者:鼓励开导法

青年时期的情绪比较强烈,知道自己得了高脂血症时,会出现严重的精神紧张和焦虑;若经过较长时期的治疗,疗效不佳,则患者容易悲观,甚至在思想和行为方式上走向极端。

要给患者详细介绍该病的防治知识,给患者以能够治愈的希望,并调动他们的积极性,为他们参与自己的治疗创造机会。逐步引导患者自我护理,随时提供反馈信息,评价效果,以赞扬和鼓励为主,肯定他们的成绩。青年人对身体形象最敏感,他们十分希望自己的身体和脸部形象适合现代的要求。在实际治疗和制订调护计划时,可利用这一心理特点,告知通过节制食量、调整食物结构、增强体育锻炼、戒烟等既可以降低血脂,又可以使形体健美。针对其病情稍有好转,往往不再认真执行医疗和护理计划,不按时吃药的特点,要及时向他们讲明该病的严重后果,提醒他们注意。

还要提醒患者,尤其是脑力劳动者,丧失健康会明显降低生活质量,对事业和家庭带来不良后果。为了事业成功、家庭美满,请挤出时间锻炼身体,戒掉吸烟不良嗜好,减少高脂食物的摄入。

还有的高脂血症患者比较惜命,对高脂血症的诊断比较恐惧,尤其是看到或想到自己的父母就是死于与高脂血症相关的疾病时,这种恐惧感就更加明显。对于这类患者要告诉他们高脂血症经过适当的药物治疗和饮食调治、运动、戒烟等多能得到很好的控制,会减少冠心病、脑血管病的发生率,从根本上消除他们的顾虑。

中年患者：平等尊重法

中年人的世界观已经成熟，情绪较稳定，对现实具有自己的评价和判断能力，对挫折的承受能力较强。对中年患者的心理治疗，一定要运用成人对成人的人际关系模式，尊重患者的各种权利。在任何时候，都不应把患者置于被动、不能自助的角色中，或只因为自己是医务工作者，便在患者面前表现得无所不知，认为自己总比患者知道得多，总能为患者做最好的选择。

疾病的真正体验者是患者，从某种意义上说，他们才是权威。评价心理调护的标准不是看医生做了哪些工作，而是看医护工作对患者的效果，患者在认识上、情感上、行为上所发生的变化。

医务工作者的责任是客观地、实事求是地提供关于各种选择的信息，使患者在知情的基础上做出最佳的选择；帮助他们真正面对疾病，并认真对待，使他们认识到治疗疾病是当务之急，身体恢复健康是家庭和事业的根本。在日常交谈中，医务工作者可有意识地给他们介绍一些不坚持治疗而使疾病长期迁延的实例，以引起他们对高脂血症的重视。

老年患者：尊重安慰法

进入老年期，无论高脂血症伴有或不伴有其他相关疾病，老年人的心理活动与其他年龄患者比较，都存在着明显的差异。老年人一般都希望自己健康长寿，也不希望别人说自己衰老；老年人多能意识到自己已是日落西山，面对死亡总有一种恐惧心理；老年人由于希望得到社会的尊重，所以他们很注意别人对他们的看法；老年人最怕丧失生活自理能力而依靠别人伺候，从而招来别人的嫌弃。

因此，护理人员应多做开导工作，允许他们有足够的时间倾诉情感，以积极聆听与接受的态度表达对老年人的尊敬，使他们能以积极的乐观的态度参与活动，从事有益于社会、有益于健康的事。护理人员还应该帮助老年人建立现实的生活目标。对于患有高脂血症的老年患者，最为重要的是告诉他们高脂血症的患病原因及其可以导致心绞痛、心肌梗死、中风，半身不遂等严重后果，引起他们的重视。同时，也要告知各种各样的行之有效的治疗方法，解除他们对该病的恐惧。

另外，对于老年高脂血症患者不单是劝说他们去积极治疗，而且应该安慰他们，告诉他们只要能够坚持服药，注意饮食调理，再配合适当的运动，疾病会逐渐好转的，以解除患者过重的心理负担。

中年女性患者：聆听赞美法

女性高脂血症多发生在绝经期后，所以女性高脂血症治疗的一个不能忽略的问题就是要及时重视更年期的心理变化。更年期是由中年向老年的转变时期，由于人体生理发生了变化，身体逐渐衰退，故其心理也随之发生某些改变。女性更年期的心理改变，主要表现为失眠健忘、烦躁易怒、易于激动、神经过敏、焦虑不安，或精神抑郁、闷闷不乐、悲啼欲哭，或多疑善恐、精神淡漠，或多愁善感、言语重复等。良好的心理状态，可以保持青春常在、延缓衰老；不良的心理状态会产生疾病、加速衰老，所以必须注意患者的心理调护。

在一切对人不利的影响中，最能使人短命夭亡的要数不良的情绪和心情，如忧郁、颓丧、惧怕、贪求、怯懦、忌妒和憎恨等，因此必须注意避免。中医学在精神修养方面十分强调"恬淡虚无"和"精神内守"，意思是说，思想上要保持安闲清静，排除一切杂念，不能有过高的妄想，不计较个人的得失，要性情开朗，胸怀坦荡，光明磊落，这样会促进疾病的痊愈。

这就需要护理人员对患者进行贴心的心理照料，通过多聆听她们的心声，理解她们的苦闷，并适时地进行开导。这个年龄段的女性韶华不再，她们对自己的容貌也没有了年轻时的自信，护理者也可以从这个角度入手，鼓励她们以运动、装扮等多种方式调适心情，在逐步健康的同时找回往日的青春，以积极乐观的心态面对疾病和人生。

伴中风型患者:三阶段心理照料法

中风病有病死率高、致残率高、再发率高、恢复期长的特点,因此极易产生特殊的心理压力,如恐惧、焦虑、易怒、猜疑、悲观、忧郁和社会隔离感等心理变化。即使疾病稳定,患者看到瘫痪的肢体和言语障碍,生活不能自理,须人照顾,就会产生无价值感和孤独感,错误地认为老年人患中风,死亡是不可避免的,从而在治疗上采取抗拒态度,对生活无兴趣,悲观厌世。有的患者情感变得幼稚、脆弱。这些不良心理反应严重影响了疾病的康复,甚至可引起脑血管病的再发。因此,我们不能只偏重于瘫痪等体征上的治疗,还要掌握中风患者的心理特点,进行心理治疗。

(1)发病期 患者不承认患中风,怀疑所出现的症状和体征,医护人员和家属应共同劝慰,使患者情绪稳定,正确认识疾病。

(2)急性期 患者淡漠、消极,有文饰现象,意志薄弱。此时应该鼓励患者安心治病,进行良性暗示,执行早期康复措施。如果出现烦躁、焦虑、敏感、多疑、忧愁时,应该向患者解释疾病演化过程,逐渐引导,接受新的生活挑战。

(3)康复期 患者抑郁、自卑、沮丧、绝望、神经质,并拒绝治疗。医护人员和家属应共同关心,体贴患者,为其树立成功的典型,使患者保持乐观、坚毅的态度。康复晚期,患者会出现依赖、求助、不愿意动、失望等心理变化,医务人员应消除其依赖情绪,使其心理处于最佳状态。

伴高血压型患者:释压息怒养性法

高血压病患者血压增高,经常会感到头晕、头痛、全身不适等不良反应。因此病病程较长,有的患者用药后效果不明显,导致焦虑不安,中枢神经调节功能紊乱,血压反而会进一步升高。高血压伴高脂血症患者经常处在焦躁不安的状态,患者会感到忧虑,担心自己会出现脑血管意外、瘫痪;反而使交感神经兴奋性增高,心率加快,心肌收缩力增强,诱发血压升高,形成恶性循环。

　　高血压病患者遇到不顺心的事，特别是遇到不公平的事，容易暴躁发怒，这样会造成血压迅速上升。因此，急躁易怒是高血压产生的重要心理根源，也是高血压久治不见好转的重要原因。高血压患者要清醒地认识到，如不改变易怒的性格，就很难收到明显的医疗效果。在适当的时候，患者要巧妙地把自己的愤怒适当地释放出去，平息内心的压力，而不要始终把不良情绪憋在心中。

　　医学研究发现，高血压病患者的负面情绪是有一定规律的，比如一些琐碎的小事，也会引起他们生气；在同样的情况下，他们比普通人生的气多，生气的时间也长。所以，高血压病患者要修身养性，客观对待周围的事物，从根源上减少不良情绪的刺激，为恢复血压和血脂的平稳创造良好的条件。

伴糖尿病型患者：避免应激科学饮食法

　　糖尿病患者的情绪大多比较悲观，当发现自己还合并高脂血症时情绪会更加悲观，而不良的情绪会使病情加剧。例如，抑郁症患者可使糖代谢的调节能力降低，导致空腹血中胰岛素含量降低和血糖升高，这也正是 2 型糖尿病的特征。而糖尿病患者在情绪安定时，病情就会得到缓解。

　　糖尿病患者只要按照医生的意见进行治疗，保持乐观的情绪，养成良好的饮食习惯，就会和普通健康人一样正常生活。对于糖尿病高脂血症患者，只要有必要的支持性心理治疗，帮助患者调整对疾病的看法，改变自己的态度，在家人和朋友的帮助下，就会得到满意的心理治疗效果。

　　在日常生活中，患者需要避免愤怒、焦虑、紧张、抑郁等多种不良情绪的影响，因为它们会降低胰岛素的分泌，使血糖升高，尿中的糖和酮体含量增高。因此，患者在遇到应激刺激时，应尽可能地保持情绪稳定，避免情绪的骤然变化。

　　同时，家人需要帮助患者提高在饮食方面的自律性。让患者按照医嘱，做到定时定量进餐，科学饮食的良好习惯。一些糖尿病高脂血症患者，对饮食的自我监控意识薄弱，自我调节能力差，在病情稳定时打破定时进餐的习惯,而造成病情反复。这就需要在家人的帮助下,逐渐养成科学的进餐习惯,改变过去的不良饮食习惯,也只有这样,才能在降脂降糖两方面都取得良好的成绩。

伴冠心病患者:缓解 A 型性格带来的烦恼

国内外学者公认,A 型性格的人比 B 型性格的人,冠心病发病率要高得多。这是因为,A 型性格的人急躁易怒,争强好胜。过强的性格形成不良的心理因素,使儿茶酚胺分泌增高,使交感神经活动增强,促使肾上腺素分泌增多,促使冠心病发作。这就需要 A 型性格的人要在几个方面做出改变,以良好的情绪降低冠心病的发生、发展。

A 型性格的人交往时,要尊重对方,学会聆听对方的讲话,并坦诚地与对方进行交流,拉近双方的心理距离,建立友好的情感,使对方得到善意的同时,也能得到对方友善的回馈,这对缓解 A 型性格人的人际交往关系有较好的帮助。

在工作中,这类型的患者要根据自身的实际情况,制定出适当的目标,在较快较好地完成目标后,会得到成功的满足感,体现自己的人生价值,更有利于心理健康和身体健康。反之,如果目标制定的过高,在实际工作中需要付出非常多的努力才有可能完成,这样对患者的心理压力就会大大增加,更不利于冠心病的治疗与恢复,甚至还会起到恶化的后果。这类患者在工作和休息时,无论做什么事情都要给自己留出比较宽裕的时间,有灵活机动的时间准备和应变,这样就不会出现时间紧张、匆忙混乱的情况了,也更有利于心理和情绪保持平稳。

另外,这类的患者还要注意避免和别人竞争、攀比,以避免因此带来的情绪、心理的激动和不良变化。因此,培养自己乐观、开朗、豁达的性格是非常必要的。

伴肥胖型患者：健美和健康饮食法

肥胖，在每个年龄段的人群中都能看到，特别是中年及以后的人群，更为多见。其中，肥胖以颈及躯干部位为主，四肢较少。女性以腹部、臀部及四肢肥胖为主。高脂血症伴肥胖患者的心理辅助治疗主要侧重于改变对饮食的认知、树立良好的习惯、重视体形美的塑造几方面。

高脂血症伴单纯性肥胖患者，大都和自己的饮食习惯有着直接的关系。这类患者大都比较关注饮食，喜欢吃，尤其是爱吃一些美味的高脂、高糖、高热量食物，这样的结果就是在体力活动日益减少的今天，体重在逐渐增加，并且各种慢性疾病陆续出现。这就需要改变患者以往对饮食的看法了，那些色香味美和自己偏好的食物，可能正在对自己的身体造成潜移默化的危害。患者需要在注重美食的同时，更加注重食物的营养，以及自己具体个性化的营养需求。

在饮食习惯方面，这类患者需要改变以往的大吃大喝，荤素不忌的"大胃王"风格。在多学习了解健康饮食方式的基础上，调整自己每天的饮食次数，逐渐减少夜宵，调整各餐的热量比例，让吃饭速度慢下来，尝试节食法和断食法等减少食物摄入量的方法。

爱美之心人皆有之，肥胖的人也不例外，无论是男性患者还是女性患者，心中对能拥有健美的身材还是很向往的。家人可以从这方面入手，介绍各种实用的健身减肥的方法，引起患者的减肥兴趣，以健与美吸引患者的积极主动性，比单纯的说教和医学讲解、恐吓要有效得多。

保持积极心态的妙法

幽默对健康的力量

西方哲人说过："幽默是一种优美、文雅、睿智和健康的品质。"它不仅可以丰富人的精神生活，使人心旷神怡，还可以在笑声中强身健体，使人乐观长寿。

现代医学研究发现,幽默不仅能给人带来欢乐,调剂人的精神生活,启迪人的智慧,而且具有心理与生理医疗作用,于人的健康大有裨益,正所谓"一个丑角进城,胜过一打医生"。

英国著名化学家法拉第,晚年时经常头痛,怎么也治不了。后来,在海外考察时,他遇到一位医生朋友,他向朋友讲述了自己的痛苦。医生朋友给他仔细检查身体后,发现他的身体很健康,苦思之后忽然明白了:法拉第这样的科学狂人常常为了工作而废寝忘食,长时间集中注意力,应该是用脑过度的缘故。医生遂提醒他经常去剧院看看喜剧,肯定有意想不到的收获。后来法拉第经常去剧院看喜剧,经常乐得捧腹不已,头痛顽疾不久就消失了。

人们常说"笑一笑,十年少",这也是有科学根据的。生理学家通过研究发现,笑可使大脑分泌出一种快活物质脑啡呔,能使人产生愉悦感,能调节神经功能,增大肺活量,促进血液循环,改善心肺功能,加快全身代谢。幽默还能激活处于抑制状态的脑细胞,扩张血管,有效地改善大脑的供血供氧功能,增强脑细胞的活力。医学调查发现,相声艺术家与医学家相比较,在正常的情况下,相声艺术家的平均寿命要比医学家的平均寿命高。这也充分证明了幽默的力量。

据报道,美国的一些医院近年来尝试开设了幽默室一类的特殊诊室为患者服务。令人意想不到的是,这种幽默室一开放就受到患者和家属的热烈欢迎,对治疗的帮助很大。

幽默不但能使紧张的心理放松,释放被压抑的情绪,还能摆脱窘困的场面,缓和气氛,减轻焦虑和忧愁,避免过强的精神刺激和心理活动的干扰,从而起到心理保健作用。因此,经常保持幽默的心境,富有幽默感,也是一种良性的心理防御机制。

古希腊哲学家苏格拉底就是一位富有幽默感的哲人。在他居住的那个城市里,人们都知道他有一位脾气暴躁、凶悍不讲道理的妻子。一天早晨,苏格拉底的家里又传出了一阵阵的"狮吼",人们知道,苏格拉底又被老婆"教训"了。不久,苏格拉底就被老婆推出了门外,未几,还被兜头浇了一盆水。人们以为他会勃然大怒,谁知道,他呵呵一笑,一脸平静地说道:"我就知道，雷声过后，一定会有倾盆大雨的。"周围的人们听了哈哈大笑，一场风波就此过去了。

在日常生活中，绝大多数人都难免会与家人或同事发生不愉快，在这种时候倘若能像苏格拉底那样，就往往能化紧张为宽松，保持互助友爱、平等协调的人际关系。

一个具有幽默感的人能从自己不顺心的境遇中发现某些"戏剧性因素"，从而使自己达到心理平衡。难怪有的科学家把幽默生动地比喻为强壮体魄、调节情绪的身心解毒剂，是最忠实、最省钱的贴身保健医生。

但是，幽默并不等于"笑"和"喜"，它是介于这两者之间的一种快乐的状态。"喜"是一种快乐、意和气畅的表现，对身体有益。可是，喜过了度，也不是一件好事。《黄帝内经》所谓"喜乐者，神惮散而不藏。"过度喜笑，会散耗神气，精神不易集中。中医讲的"喜伤心"就是这个意思。而幽默，既不是与悲郁一样"抑制"，又不是与喜悦过度一样"耗散"，是一种缓和而持久的反应，正适合我国养生之道中的"中庸"。

富有幽默感的人，对任何重大的打击和刺激也不会有很强烈的反应。一切刺激对富有幽默感的人来说，只能起渗透作用。因此，他的神经很少受到剧烈的刺激，这样使神经功能很好地发挥它原来的作用，使身体处于更和谐的状态中。心理学家说得好：具有幽默感的人，是一个幸福的人。善于从生活中发现幽默的人会很快乐，只要有心就会发现，生活中的幽默无所不在。

忘忧解愁的音乐疗法

我国医学很早就用音乐治疗多种疾病。汉朝就有记载："以管（乐器）为席……扶诸而来者，舆而来者，皆平复如故。"而且治疗效果很好。宋金时代著名医家张子和《儒门事亲·卷三》中指出："好药者，与之笙笛不辍。"意思是用笙笛一类乐器给人演奏，是一种很好的药。

音乐疗法在现代医学中也广泛采用，它对人心理的影响可直接而迅速地表现出来，它对生理的影响也显而易见。一曲节奏明快、悦耳动听的乐曲会把你带入音乐之中,拂去你心中的不快,乐而忘忧;此时,体内的神经体液系统处在最佳状态,从而达到调和内外、协调气血运行的效果;一曲威武雄壮、高昂激越的乐曲,可使人热血沸腾、激情满怀,产生积极向上的力量;而一哀怨缠绵的乐曲,会令人愁肠百结、伤心落泪。老年人欣赏音乐,应该选择那些健康、高雅、曲调优美、节奏轻快舒缓的音乐,达到消乏、怡情、养性的目的。不少医院和疗养院采用为患者播放优美轻音乐的办法来治疗高血脂并发症、哮喘等疾病,都收到了很好的效果。

近年来有许多科学家通过科学研究证实,人的情绪活动不仅与大脑皮质有密切关系,而且与人的内分泌系统、自主神经系统、下丘脑和大脑边缘系统有着更为密切的关系,故音乐对人的身心健康有着积极的作用,他们认为,音乐的 E 调安定,D 调热烈,C 调和缓,B 调哀怨,A 调高扬。

医学界通过临床实验认定,音乐对放松身心、振作精神、诱发睡眠等,都很有实效。一方面在生理上,音乐能引起呼吸、血压、心脏跳动以及血液流量的变化。更有一些类型的音乐还能刺激身体释放一种内啡呔天然鸦片制剂,可达到松弛身心和舒缓疼痛的效果。另一方面在心理作用上,音乐能直接影响人的情绪和行为。毕竟音乐有着各种不同的节拍、节奏,人体也具有各种生理节奏,如脉搏、呼吸等,它们之间如果配合好了,音乐就可以调节生理节奏。有的专家指出,舒伯特的音乐能助失眠者入睡,巴赫音乐可减轻消化不良,莫扎特音乐能减轻风湿性关节炎的疼痛感。也有的人说,莫扎特的音乐可以起到消除疲劳、重振精神的作用。

音乐降压法就是应用音乐艺术以调节高血压患者的情绪,达到身心康复的一种疗法。随着音乐节奏与旋律的变化,通过心神影响与之相应的脏腑,患者会发生情绪波动。节奏鲜明的音乐能振奋精神,节奏舒缓的音乐,有轻快、放松之感,可缓和紧张与疲劳,达到养神的目的。

心理、社会因素是诱发和加重高脂血症疾病的重要因素之一,而且患者也大多存在着各种情绪异常,如紧张、忧郁、烦躁等不良情绪。音乐疗法有引起人的身心变化的艺术魅力,充分发挥其怡神养性、以情制情的作用,可改善高血压患者的情绪障碍,去除诱因,达到降低血压的目的。

这里,建议伴有心脏疾病的患者经常听一些平稳、抒情、优美的音乐。这种平稳、优美的音乐能消除人的精神紧张,起到身心放松、镇静、催眠作用。此类音乐还能够消除人的烦躁不安感,调节人体的呼吸和心律,对人体的心血管系统有良好的调整作用,使血管舒张、血压降低,使心脑血管血液供应得到改善,从而发挥对心脏的治疗作用。

一些伴忧郁、悲观的患者,在平时不妨听一些速度较快、富有生机的音乐,或节奏明快、旋律优美的音乐等,可使人精神愉快,心境开朗,逐渐脱离忧伤和悲观情绪。

除了欣赏音乐之外,人们还可以用唱歌、唱卡拉 OK 的方式放松自己,缓解心情。这是因为唱歌时,从腹部发声非常重要,而且基本是腹式呼吸。吸入的许多新鲜氧气到达身体各个角落,使全身各脏器功能变得活跃。因为腹式呼吸是一种使腹部膨胀的呼吸法,所以对胃肠道特别有效,胃肠道功能活跃,就会产生食欲,不胀气,又能有效治疗便秘。

不仅如此,慢慢长时间呼气的腹式呼吸还具有降压降脂的效果。根据临床报告,特别是由紧张引起的血压、血脂升高,利用腹式呼吸法,能使血压降低 20 毫米汞柱。而且唱歌正好相当于步行的运动量,如果有效利用,能取得与运动疗法相同的效果。不过,作为一种疗法,一个月只唱卡拉 OK 1~2 次是不够的,而要多唱。如果每次唱的时间短,但每天都坚持唱也会取得很好的效果。

1. 调节睡眠类音乐　西方的有舒曼的《梦幻曲》、门德尔松的《仲夏夜之梦》、莫扎特的《催眠曲》、德彪西的《钢琴前奏曲》等。我国的有《平湖秋月》《二泉映月》《摇篮曲》等。

2. 缓解焦虑类音乐　西方的有埃尔加的《威风凛凛》、布拉姆斯的《匈牙利舞曲》、巴赫的《G 小调幻想曲和赋曲》、圣桑的交响诗《死亡舞蹈》、贝多芬的《热情奏鸣曲》、肖邦的《英雄波兰舞曲》、巴赫的《小提琴协奏曲》、维瓦尔第的《四季》、柴可夫斯基的《天鹅湖》圆舞曲等。我国的有《梅花三弄》《春江花月夜》《姑苏行》《空山鸟语》《雨打芭蕉》等。

3. 摆脱抑郁类音乐　西方的有莫扎特的《B 小调第 40 交响曲》、格什文的《蓝色狂想曲》、西贝柳斯的《忧郁圆舞曲》、李斯特的《第二号匈牙利狂想曲》、德彪西的管弦乐组曲《大海》等。我国的有《江南好》《步步高》《春天来了》《喜洋洋》、笛子独奏《喜相逢》、二胡独奏《光明行》、京胡独奏《夜深沉》等。

4.消除疲劳类音乐　西方的有亨德尔的组曲《水上音乐》、维瓦尔第的《四季之"春"》、德彪西的《大海》、比才的《卡门》等。我国的有《彩云追月》《牧童短笛》等。

5.振奋精神类音乐　西方的有贝多芬的《命运交响曲》、帕格尼尼的《A大调提琴第六奏鸣曲》、苏培的《轻骑兵序曲》、莫扎特的《土耳其进行曲》等。我国的有《得胜令》《金蛇狂舞》《步步高》等。

6.缓解悲伤类的音乐　柴可夫斯基的第六交响曲《悲怆》、海顿的清唱剧《创世纪》、贝多芬的第五交响曲《命运》、亨德尔的清唱剧《弥赛亚》等。

7.平息急躁愤怒类音乐　西方的有亨德尔的《焰火音乐》组曲、罗西尼的歌剧《威廉退尔》和序曲《风暴》等。我国的有《塞上曲》《流水》《汉宫秋月》《阳关三叠》《梅花三弄》《云水禅心》等。

8.增进食欲类音乐　西方的有穆索尔斯基的钢琴组曲《图画展览会》、泰勒曼的《餐桌音乐》等。我国的有《花好月圆》《青春舞曲》等。

书画怡情疗法

在20种能使人长寿的职业和技艺中,书法名列榜首。书法这一最能代表中国传统文化的国粹,不仅能给人以美的艺术享受,也是人们养生保健的有效方法。

练习书法绘画还是一种高雅的艺术活动,它能调节人的心理,净化人的心灵,培养人愉快的情绪和豁达的胸怀。习书时思想集中,杂念摒除,心情和思想都融入文字的意境美中,使人身心愉悦,性情得到陶冶。实践证明,习书身性具养,内外兼修,它是人超然物外的修炼和提高心智的运动,也是人去浮躁、育静气的最佳手段。

习书绘画要有良好的心理状态,要放松心情,凝神静气,摒弃杂念,顺其自然。书法养生健身,关键在于人的"心神"得以安定。因此,习书时,要有平和的心态和"入静"的功夫。意守丹田,进入"入静"阶段,然后运气于指、腕、臂、腰,以调节全身之力于笔端。

只有姿势正确,才能筋骨舒展、气血畅通,使身体得到锻炼。练字有坐式和立式两种。坐式要求头正、肩松、背直、臂展、足安,胸部与书桌距离一拳,且能上能下,眼睛与纸张距离 30 厘米以上。立式除了上述要求外,还要注意书桌高度要适当,当身体站立双手下垂时,桌面应与手腕齐平。中老年人习字,立式要比坐式好。立式可扩大肢体活动范围,促进全身血脉流通。绘画与书法的姿势要求大致相仿。

另外,要从自身实际出发,既要有所追求,又要量力而行。高血压病患者进行书画练习没有严格的禁忌证,只需注意每次练习书画时间不宜过长,每次时间以 30~60 分钟为宜,不宜操之过急,更不要规定一定要写多少字。关键在于从习书过程中得到精神的满足,让练习书法成为"外健其身,内养其心"的重要手段。

再则绘画时要注意自己的心情,若情绪不良时不必勉强,劳累之时或病后体虚,不必强打精神。本已气虚,再耗气伤身,会加重身体负担,不易恢复。饭后不宜立即写字作画,饭后伏案会使食物壅滞于胃肠道,不利于食物的消化吸收。

最后,习书绘画要想达到养生健身的目的,还要培养专心的精神。可先定一家一体,专心致志,锲而不舍。要先练楷书,多写大字。写大字时要悬腕、悬肘、悬臂,以利于舒展臂力,活动筋骨,达到健身的目的。

园艺赏花减肥降脂法

1. **赏花疗法**　赏花疗法是通过欣赏花卉、闻花香来达到治病养生目的的一种自然疗法。那迷人的花香、五彩缤纷的花卉色彩,可以调节人的情绪,解除紧张、疲劳、郁闷,给人带来心情的喜悦和情绪的升华,有利于自主神经功能的改善,是保持良好情绪的好办法。患者坚持每天去花圃赏花,可以在不知不觉中克服急躁情绪,消除心理紊乱,保持良好的心态,有助于稳定或降低血压、血脂,消除心烦急躁,促进睡眠、缓解头晕头痛等症状。

不同种类的花卉、植物可发出不同的香气,花卉的芳香令人头脑清醒,心情舒畅,情绪放松。花卉中含有能净化空气又能杀菌的芳香油,挥发性的芳香分子与人们的嗅觉细胞接触后,会产生不同的化学反应,使人产生"沁人心脾"之感,能唤起人们美好的记忆和联想,有助于调和血脉,消除神经系统的紧张和身心疲劳,调整脏腑功能,降低血脂。据测试,经常置身于优美、芬芳、静谧的花木丛中,可使人的皮肤温度降低 1~2 ℃,脉搏平均每分钟减慢 4~8 次,呼吸慢而均匀,血流缓慢,心脏负担减轻,血脂也有不同程度的下降,人的嗅觉、听觉和思维活动的敏感性也增强。

赏花疗法方法简单,可在花木丛中欣赏青绿植物和花卉,也可在花圃中散步、静坐,一般每次 15~30 分钟,每日 1~2 次。不过应注意,对花粉过敏者不可采用赏花疗法,赏花疗法应与其他治疗方法配合应用,以提高治疗效果,比如在花池边打上一遍太极拳,逗弄笼里的小鸟,听听广播,看会儿喜爱的书等。

2. 园艺疗法　以种花养草为主的"园艺疗法",不但能为中老年人提供健康的休闲方式,还能在一定程度上治疗高脂血症等"老年病"。

养花种草能给人的身心健康带来不少帮助和好处,尤其对老年人有益。有些花卉既可观赏,又可起到药理保健作用,很适合老年人种养,比如五色椒、仙人掌、指甲草、百合花、金银花、旱菊花等。

在室内养花种草不仅能够绿化、美化居室环境,还可帮助人们抵御室内有害物质的污染和人体健康的损害。这些花草堪称人类居室"环保卫士",如仙人掌、仙人球、吊兰、虎皮兰、芦荟、龙舌兰、玉兰、桂花、蜡梅等。

3. 垂钓降脂法的乐趣　轻、中度高脂血症和高血压患者如果没有心脏病等其他严重疾病,准备充足的话,还是能去钓鱼的。尤其是在酷热难耐的夏季,钓鱼不失为一项避暑、静心、运动合为一体的健身好方式。

人在垂钓时,容易集中注意力,忘记许多烦恼,保持平和舒畅的心境,有助于患者平静心情。而且水边丰富的负氧离子和清新的空气,都有利于中老年人的健康。另外,垂钓本身也需要手、脑、眼三方面的密切配合,这对于提高中老年人肢体协调能力也很有好处。

要注意防止因钓鱼不当引起的其他疾病。比如久坐不动可能引起痔疮的发生;双脚站在水中,或久坐潮湿地方,引起关节或腰腿疼痛;双目长时间紧盯鱼漂引起眼疲劳昏花;久晒太阳造成头昏眼花;手持钓竿过久,或甩动钓竿用力过猛,造成肩臂、手指、手腕疼痛等。

因此,中老年人在垂钓时,要注意劳逸结合。一般情况下,垂钓 1 小时以后,就应该站起来活动一下筋骨,放松一下肌肉,并适时闭目休息或向远处眺望。垂钓时还要有一个良好的坐姿,腰要坐直,脚自然下垂,这样身体才可以放松,有利于血液循环。当然,最好预备一张轻巧的折叠躺椅,供垂钓休息时使用。夏季垂钓时,最好找有树荫的地方,以减少阳光直射带来的伤害,并避免去一些有陡坡的危险地方。还应避开正午时垂钓,宜选在早晚降温时。要做好防晒的准备,除了穿上宽松透气的浅色衣服外,还要戴上宽沿的遮阳帽。老年人常常腿脚不便,因此所穿衣裤一定要利索,防止缠绕、羁绊,在保证达到上两条要求的情况下,力求简单、轻便。

第9章

生活中的降脂细节

不可轻视的日常降脂细节

了解三级预防

一级预防 定期进行健康体检,对于高危人群一定要定期监测血脂水平。高危人群包括中老年男性,绝经后的妇女,有高血脂、冠心病、脑血管病家族史的健康人,各种黄色瘤患者以及超重或肥胖者。高危人群要注意自我保健,注意学习保健知识,积极参加体育锻炼,改善饮食结构,控制热量摄入。已经肥胖的人要科学地减肥,积极治疗可引起高脂血症的疾病,如肾病综合征、糖尿病、肝胆疾病、甲状腺功能减退等。

二级预防 高脂血症患者首先都应进行饮食治疗,大多数轻度或中度患者的病情都可以通过饮食治疗得到很好的控制。重症高脂血症患者或经过半年饮食治疗无效者,则应联合药物治疗。在进行饮食治疗和药物治疗的同时,坚持有规律的体育锻炼。

三级预防 积极的预防和治疗冠心病、胰腺炎、脑血管病等并发症。

母乳喂养降低冠心病风险

婴儿在出生时脐静脉的血胆固醇、三酰甘油、脂蛋白及载脂蛋白水平最低,出生后胆固醇含量逐渐增加,至3岁时趋向稳定。研究显示,男孩在11岁,女孩在9岁时,血清胆固醇含量基本稳定。青春期由于生长加速,血清胆固醇浓度平均减少0.34毫摩/升。

有关儿童、青少年血脂水平的正常值尚无定论。对中小学生进行的血脂调查表明,其平均血中脂质水平明显受生活方式、年龄及测定时间的影响,同时也存在地区差别。

美国国立胆固醇教育计划委员会建议,对有冠心病高危因素的儿童进行选择性检查,以便及早发现血脂水平升高。其检测标准是,父母有无冠心病史,即其父母或祖父母在55岁以前有经冠状动脉造影诊断为动脉粥样硬化,包括曾进行经皮冠状动脉成形术、冠状动脉旁路搭桥术或经确诊的心肌梗死、心绞痛、外周血管疾病、中风或猝死。父母有无高脂血症,其父母血中总胆固醇不低于6.22毫摩/升,以血清总胆固醇和低密度脂蛋白胆固醇作为筛查的判断指标。

脂肪为婴幼儿营养素中不可缺少的一种,尤以不饱和脂肪酸更为重要。脂肪占消耗热量的一半,并且提供不饱和脂肪酸参与组织形成。婴儿需要在饮食中摄取大约相当于总热量1%的不饱和脂肪酸才能保证机体的正常生长发育,防止发生脱屑性皮炎。胆固醇是细胞膜的重要组成成分,并且为中枢神经系统髓鞘形成所必需,特别是脑组织更是需要。因此,为了保证正常和最佳的脑部发育,胆固醇是人体必不可少的营养素。然而,许多乳制品中所含胆固醇量只相当于人乳的20%,并不能完全满足儿童的生长发育需要。由于母乳中含有丰富的胆固醇,对婴幼儿的生长发育非常有益,而且能使婴幼儿在成年后患冠心病的危险性降低。所以,为了孩子的健康成长,应大力提倡母乳喂养。

20岁前开始预防动脉硬化

研究发现,人体一般在20岁左右即可开始有脑动脉弹性逐渐减退的趋势,40岁以后逐渐明显,50岁以后会出现早期症状。为了保持人体的正常生理功能,避免早期发生动脉硬化,最好从年轻时期就开始预防,从小培养健康的生活方式和良好的生活习惯。

首先就是要尽量避免精神紧张,做到生活规律,适度用脑。

　　其次，从日常饮食中预防动脉粥样硬化是最有效的途径之一。有限度地摄入脂肪，尤其是少吃富含饱和脂肪酸的动物脂肪，以及猪油、奶油或其他动物油，而多选择豆油。豆油含有丰富的亚油酸和脂溶性维生素等，有一定的预防动脉粥样硬化的作用。另外，要限制甜食的摄入，并增加新鲜蔬果的摄入量，以保证足够的维生素和钾、钙等，以利于营养素和植物纤维的摄入。当然，低盐饮食，少喝酒（或改为适当饮用果酒）也是必不可少的措施。

　　再次，无论你处在哪个年龄段，现在开始锻炼都是一个很好的主意。众所周知，运动锻炼的好处多多，防病治病远远不能涵盖它的全部意义，"生命在于运动"，在运动中体会到自己生命力的旺盛，获得高质量的人生是每个人都希望的。当然这要遵循长期坚持、循序渐进和量力而行的原则。参加力所能及的体育锻炼和体力活动，可帮助改善血液循环，增强体质和防止肥胖。

　　高血压患者经常并发脂质代谢异常，表现为胆固醇和三酰甘油含量较正常人显著增多，而高密度脂蛋白显著降低。高血压和高脂血症均属冠心病的主要易患因素，而且当两者同时存在时，冠心病的发病率将远比存在一项者要高，这显示了它们具有协同的作用。因此，积极防治高脂血症对防治高血压和冠心病有重要的作用。

　　高血压和高脂血症不仅都是导致动脉硬化的罪魁祸首，而且两者之间存在密切的关系。两者都较易发生于体形肥胖者，嗜好高脂肪、高盐、高糖类饮食或嗜好烟酒者，生活无规律、压力大、精神紧张者，有高血压或高脂血症家庭病史者以及糖尿病患者。

　　因此，对于一些特殊人群，如有这些慢性病家族史的人群来说，应及早重视监控身体的变化，即使是高脂血、高血压、糖尿病等令人头疼的慢性病易患人群，也可以得到终身的健康。

了解治疗方式的变化

　　1.降脂与调脂　随着对血脂异常研究的深入，过去习惯上叫高脂血症现在应称为血脂异常。因为血脂的成分有6种：总胆固醇、三酰甘油、高密度脂蛋白、低密度脂蛋白、极低密度脂蛋白和乳糜微粒。其中高密度脂蛋白是对抗动脉硬化的;其密度升高是有益的,其密度降低是有害的。而其他脂质则是导致动脉硬化的,为危险因素,降至良好的状态是有益的。因此,现代的观点认为,血脂异常的治疗也不应称为降脂治疗,而应称为调脂治疗。调脂之意是高的降下来,低的升上去。

2. 确诊标准和目标 目前采用的血脂异常标准不统一,有些医生将美国等外国的标准用于国人,显然没有考虑到我国与西方饮食习惯、遗传因素、社会背景的不同,有偏高、偏松的缺点。控制达标各国也不同,如欧洲标准是在一定指标内采用饮食治疗,当指标达到一定程度才采取药物治疗。可见,调脂治疗应根据情况,分层次、分档次采取不同的治疗方法。

3. 调脂治疗方法 调脂治疗应该是全面的综合治疗,如膳食治疗、运动治疗、调脂药物治疗等。特别应强调基础治疗,即改变生活方式,注意饮食结构,如低脂、低饱和脂肪酸和胆固醇的摄入量。运动治疗也很重要,运动不仅能降低胆固醇等血脂水平,还是升高高密度脂蛋白的重要方法。

药物治疗必须与饮食、运动治疗相结合,同时还要考虑到降低其他危险因素的对策,如降低血压、限盐、增加抗氧化物的摄入等,如适量服维生素 E,多食新鲜蔬菜、水果等。

4. 治疗的系统规范性 血脂异常的治疗不仅是长期的,有些甚至需要终身治疗。若患者对此认识不足,常会造成治疗断断续续,往往一次化验正常就停药,不做定期血脂监测,怕抽血等问题。我国血脂异常防治建议规定,饮食及运动治疗 3～6 个月后复查血脂水平,如能达标可继续治疗,但仍需 6～12 个月复查。如持续达标,每年复查一次。

饮食降脂中的细节

大米含有丰富的蛋白质、碳水化合物、无机盐和 B 族维生素、尼克酸等营养素。洗米时如用手搓可造成营养素的流失,而且米愈精细、淘洗的次数愈多、浸泡时间愈长、淘米水温愈高,其营养素损失就愈多。淘米时损失的各种营养成分为硫胺素 29%～60%,核黄素和尼克酸 23%～25%,无机盐 70%,蛋白质 15.7%,脂肪 42.6%。故为了避免淘米时营养素的过量流失,淘洗后不要长时间浸泡,将浸泡的米水和米一同下锅煮,用水淘洗,一般2遍即可,以除去泥沙为止。

大蒜性温、味辛辣,具有行滞气、暖脾胃、解毒杀菌等药用功效,但是大蒜里含有的某些成分,对胃肠道有刺激作用,可抑制胃消化酶的分泌,影响食欲和食物的消化吸收。大蒜中的挥发油可使血液中的红细胞、血红蛋白减少,严重时还会引起贫血,这对于脂肪肝患者的治疗和康复是不利的。所以,脂肪肝患者在患病期间应尽量少食用大蒜。

人们在日常生活中做一些美味佳肴,往往离不开醋,比如夏天吃凉拌菜加些醋可以杀菌。中医认为,酸能入肝,酸味食物对肝炎患者来说,有降低氨基转移酶的作用。有些脂肪肝患者常常胃口不好,用醋调味,可以开胃健脾,激发食欲。但食醋一定要适量。

外出就餐时,选择自己能吃的熟悉的食物品种和数量,并了解哪些是自己不宜多吃和禁止食用的食物;选择用油量较少的蒸、煮、烤、炖、汆等方法烹调食物。炒面等因用油量较多,不宜多吃;吃火锅时,应选择含脂肪较少的鱼类、瘦肉制品等,并配上白菜、茼蒿、番茄、生菜等蔬菜。尽可能少喝火锅汤,而以喝清汤为宜。西式的浓汤或中式的高汤均不宜食用;甜食的摄入量要在计划之内,特别是不宜过多食用含单糖类的食物、水果或糖果。

🌴 生活保健细节需重视

1.科学睡眠　预防高脂血症的发生,除了培养正确的饮食和运动习惯外,科学的睡眠也是非常重要的。

高脂血症患者的枕头不可过高,因为血脂过高的人,其血液流动速度比正常人慢,在睡眠时更慢。如果再把头颈垫高,那么血液流向头部就将减慢而且也减少,这就容易发生缺血性脑卒中。晚饭不宜吃得过饱。因为进食后胃肠道蠕动增强,血液流向胃肠部,从而流向头部、心脏的血液减少,晚上睡觉时也会增加脑梗死和冠心病的风险。有关专家认为,将厚重棉被压盖人体,不仅影响呼吸,而且会使全身血液运行受阻,容易导致脑血流障碍和低氧,使脑静脉压和脑压增高。睡前不要服大量安眠药及强降压药。这些药均在不同程度上减慢了睡眠时的血流,使血黏度相对增加,导致中风发生。

2. 不洗冷水澡　冷水浴,就是用 5～20 ℃ 的冷水洗澡,秋季的自然水温正是在这一范围内。实践证明,冷水浴有助于防治高脂血症。冷水浴能促使体内物质代谢,减少脂肪堆积和胆固醇在血管壁上沉积,防止动脉硬化。但需要说明的是,冷水浴只适合于健康人和单纯的高脂血症患者应用,而且还要根据自身的情况,量力而行。

秋后洗冷水浴,要充分做好准备活动,先使身体发热。浴后应立即用干毛巾擦干身体,穿衣保暖,或稍做些活动,促进全身血液循环,以使暖流遍布全身,有轻松舒适,精神焕发之感。切勿在饥饿时或饱餐后进行冷水浴。对于高脂血症患者伴有其他疾病的人来说,应禁忌或在医生的指导下使用冷水浴。

3. 春秋季节养护　医学科研者发现,晚秋和早春易发中风,主要是与寒冷天气频频出现有关,而且多在气温骤降的 72 小时内。所以有高脂血症的人应了解这一季节与中风的关系,注意及时防寒、用药,防止中风发生。高脂血症患者以中老年人居多,他们对环境温度变化的适应性较差,当遇到寒冷刺激时,体内肾上腺分泌增强,从而促进血管收缩,引起血压明显上升,对于高脂血症伴有高血压病的患者尤应重视。在临床上每当寒流过境、天气降温之时,便是中风的多发之日。因此在冬春季节交替期间,高脂血症患者要尽早做好防寒保暖的准备。

4. 规律排泄不可小视　我国唐代药王孙思邈说:"忍大便,成气痔。"气痔为中医病名,症见肛门肿痛,大便艰难,便血脱肛等。现代医学研究表明:人的肠腔中存在大量细菌,人每天摄入的食物(经咀嚼和胃肠道消化后的食物)经细菌发酵分解,会产生一系列的有毒物质,如醛、酮、氨、过氧化脂质以及多量的胆固醇等物质,被人体肠道重新吸收,进入循环,不仅直接危害脏腑,而且会诱发高脂血症等。因此,人们摄取荤腥油腻要适量,多食新鲜水果、蔬菜及蜂蜜、核桃仁、芝麻等碱性润肠之物。要养成有规律排大便的习惯,对于中老年人来说,大便时最好选用坐式便池,尤其老年体弱者更应如此,尽量不使用蹲坑,且排便时不宜强努、不宜耗时过久,一时不易排出也应暂告段落,再隔半天或一天重复排便过程。

另外,高脂血症患者可能由于某些不良习惯而导致便秘,再由便秘引起高脂血症,也可能由于高脂血症而使自主神经功能弱化,进而造成便秘。高脂血症患者有必要通过适宜的饮食和运动并多饮水,使粪便软化而排出体外,使排便规律化,最好每日 1 次。分解的脂肪和杂物排出后会使人体产生轻松感,促进体内功能的正常运行,从而有利于达到改善高脂血症的目的。

高脂血症患者日常认识误区

1. 常见免费测血脂 街头测血脂设备简陋,灵敏度低,有些摊点为降低成本使用不符合规定的试剂和标本,其测出的结果与大医院的测定值有很大差异。街头的操作人员大多数未经过正规训练,缺乏医学知识和基本技能。免费测定的结果普遍偏高,其动机是推销自己的产品,不顾血脂异常的类型,千篇一律同吃一种药。血脂异常的类型不同,调脂药物的选择也应不同。选吃哪类药物要根据医师的准确诊断来定。

2. 常见调脂误区 "血脂异常不用担心,就是血中的脂肪多一点。"血脂异常是导致动脉粥样硬化的元凶,而动脉硬化是导致心脑血管疾病最主要的罪魁祸首。据统计,约有 80% 的心血管疾病是由血脂异常引起的。而全世界每年有 1 500 万人死于心脑血管疾病,远远高于癌症死亡人数,是死亡原因第一位。在我国,心脑血管疾病的发生率占总人口的 8%,病死率占总病死率的 50%。也就是说,我国有超过 1 亿人患有这方面的疾病。同时血脂异常还可以加重糖尿病、脂肪肝、肾病综合征等很多相关疾病,对人体健康是非常有害的。更为严重的是,血脂异常导致动脉硬化已有年轻化的趋势。北京市 15～39 岁年龄组死亡者尸检中有动脉硬化的为 74%,有 1/4 的人动脉狭窄超过 50%。因此,血脂异常已不仅仅威胁到老年人的身体健康,对于青年人甚至是儿童也是健康的巨大隐患。

3. 没有感觉就是健康 血脂异常是无形的杀手,它在我们青年时代就开始侵蚀血管,中年时病情发展,但可能没有任何感觉,直至中老年时,它造成了心脑血管疾病并产生了心绞痛、心肌梗死、偏瘫等严重的症状,甚至危及生命的时候,人们才真正引起警惕。但那时可能带来的已是不可逆转的心脑损害,甚至生命的代价。所以,世界卫生组织提出:正常人应该每2年检查1次血脂,40岁以上的人应每年检查1次血脂,体型肥胖、长期吃糖太多、长期吸烟、酗酒、习惯静坐、生活无规律、情绪易激动、精神常处于紧张状态者,已经患有心血管疾病者,如冠心病、高血压、脑血栓及已经有血脂异常的患者,都应在医师的指导下定期检查血脂。没有感觉一样可能存在疾病,定期检查,早期诊断、早期治疗是关键。

4.选择调脂保健品 市场上一些保健品在宣传上存在误导作用,让消费者认为调脂保健品无不良反应,可放心长期服用。有些保健品可能会给人一种无不良反应或不良反应小的感觉,实际上能够发挥作用的恰恰是一些内含的药用成分,纯化程度较低,如果久用、过用或者与调脂药物并用,因其含有与调脂药相类似的成分,使用不当就有可能出现或加重调脂药品使用中的一些问题。

一般情况下,有3种情况需要调脂治疗。一是血脂异常者,如高胆固醇血症、混合型血脂异常、高三酰甘油血症或低高密度脂蛋白血症,从预防冠心病的观点出发,需要调脂治疗;二是冠心病及其他动脉粥样硬化患者,这类患者是调脂治疗的重点对象;三是高危心血管患者群及糖尿病合并血脂异常者,也是需要调脂治疗的对象。

医生通常会借助各种相关指标和临床分型来确定药物的种类和剂量,由于是在一种监控条件下进行的医疗活动,因此相对比较安全。同时,调脂治疗本身是一个综合措施,除药物之外,医师还会从饮食、运动等方面予以全面指导。

了解这些降脂用药知识

血黏的信号与对策

高黏血症患者,就是人们常说的血稠的人,是指患者的血液过度黏稠了,但患者往往自己感觉不到而常常忽视了其危险性。黏稠血液中的脂质更容易沉积在血管的内壁,造成各种器官供血不足,这将会导致心肌缺血、脑血栓、肢体血管栓塞等。生活中,只要细心就会发现自己的血液是否黏稠。

高黏血症的患者,早晨起床后会感到头晕,思维不清晰,而晚上的精神状态最好。午餐后,高黏血症的人会马上犯困,需要午睡,不然整个下午都没有精神。其实,这些都是大脑供血不足的典型症状。

高黏血症的人下蹲困难,蹲下干活时气短,这是因为下蹲时,流向心、脑的血液减少,血液过度黏稠,使肺、脑等重要器官缺血导致的。高黏血症的人,血液不能充分营养视神经,使视神经和视网膜暂时缺血低氧,导致阵发性视力模糊。在体检验血时,往往会有针尖阻塞和血液很快凝集在针管中的事情发生;血流变测定时,血黏度在"+++"以上,其他各项指数也比较高。血液黏稠与高血脂共同作用,会产生一些其他的症状,这些症状往往不被人们认为与高脂血症有关。

例如腿部抽筋,并经常感到刺痛,这有可能是胆固醇积存在腿部的肌肉里引起的。如果人体胆固醇含量过高,腿部血供减少,血流不畅,代谢产物不能及时被血液带走,当达到一定浓度时,就会刺激肌肉收缩,引起疼痛抽筋。这样的人在白天活动时,甚至会发生间歇性"跛行"症状。随着动脉硬化及血管栓塞的加重,此症状还会加重,发作的次数明显增多,发作的时间也逐渐延长。当然,着凉和缺钙也可引起老年人腿痛抽筋,但没有高脂血症所致者严重。在防治上两者不应绝对分开,应互相兼顾,才能有效。

肝大是临床常见的异常体征,是发现和诊断疾病的重要线索。正常情况下,右侧肋缘下肝脏下缘不被触及,但体型瘦长的人在肋缘下也可扪及肝脏下缘(此时叩诊肝脏上缘多有相应的下移),其肝脏边缘平滑、柔软、较锐、无触痛,肝区无叩击痛。引起肝大的原因有许多种,但其中有一种是血液中的脂肪成分多,胆固醇积存于肝脏的脂肪内而引起肝大。所以临床提示,肝大除要排除慢性肝病、占位性病变外,也有可能是高脂血症的重要信号。高脂血症不仅会引起冠心病、高血压病,还有可能导致性功能减退。资料报道,有科学家在对阳痿患者进行检查时,发现患者的阴茎动脉里有大小不等的阻塞物,而这些阻塞物正是血中胆固醇过高造成的。当这些阻塞物将血管腔的内径减少了1/4时,就有可能发生阳痿。所以临床医生提醒,如果男性出现性功能减退或阳痿,则有可能是高脂血症患者,临床有必要检测患者的血脂水平。

日常生活中应加强预防保健,措施如下:

早晨起床后、每餐之前和晚上睡觉前,最好饮用一杯水,每天饮用水的总量不少于 2 000 毫升。而白开水和淡茶水是首选,有利于冲淡血液,缓解血黏度,保持体内血循环畅通。

少吃动物内脏和动物脂肪等高脂肪、高糖类、高热量食物,多吃些能稀释血液的食物,如能抑制血小板聚集,防止血栓形成的黑木耳、洋葱、青葱、柿子椒、香菇、草莓、菠萝等;类似阿司匹林作用的抗凝食物有番茄、红葡萄、橘子、生姜等;有调脂作用的螺旋藻、香芹、胡萝卜、魔芋、山楂、紫菜、海带、核桃、玉米、苹果、猕猴桃等。

降脂治疗＝冠心病一级预防

患有高脂血症的患者,无论是否有冠心病的症状,都需要进行降脂治疗。这是因为降脂治疗能有效降低冠心病的发病率和致死率,对高脂血症患者来说十分重要。

美国医学会杂志报道,美国脂质研究所进行的冠心病一级预防实验,对 3 800 多名无症状中年男性高胆固醇血症者给予低脂饮食,然后随机给予安慰剂或考来烯胺治疗。在为期 7 年的实验后,与安慰剂组比较,考来烯胺组平均胆固醇水平下降 9%,低密度脂蛋白水平下降 12%,冠心病发生率减少 19%。该实验显示,总胆固醇和冠心病发病率下降百分比相当于 1∶2。

发表于美国医学会杂志的研究也证明,降低过高的胆固醇有预防冠心病的作用。该研究将 4 081 例无冠心病症状的中年高胆固醇者随机分为两组,治疗组用吉非罗齐,对照组用安慰剂,治疗观察期间为 5 年。与对照组相比,吉非罗齐治疗使总胆固醇水平下降 10%,低密度脂蛋白下降 11%,三酰甘油下降 35%,高密度脂蛋白上升 11%。

发表在新英格兰医学杂志上的英格兰冠心病预防研究,共有 6 595 例血脂异常的男子参加,这些人的平均总胆固醇为 7.04 毫摩/升,平均低密度脂蛋白为 2.64 毫摩/升。将其随机分为普伐他汀(40 毫克)治疗组和安慰剂治疗组,共观察 5 年。结果用普伐他汀治疗者的总胆固醇降低 20%,低密度脂蛋白降低 26%,三酰甘油降低 12%,高密度脂蛋白上升 5%,而安慰剂组血脂则无明显变化。与安慰剂组比较,普伐他汀组非致命性心肌梗死或冠心病死亡减少了 31%,心血管事件(包括脑卒中)引起的死亡减少了 32%,总死亡人数减少 22%。须做搭桥手术或经皮冠状动脉成形术的人数减少 37%;癌症、创伤、自杀等非心血管性死亡情况两组无明显差别。

这些研究结果证明,降脂治疗对冠心病的一级预防是有效的。

🌱 老年患者降脂注意事项

要有明确的用药适应证,当有明确的降血脂的适应证,但是用药带来的风险大于治疗的效果时,就不应药物治疗。并非所有的冠心病患者都适合进行降低胆固醇的治疗,70 岁以上高龄的老年患者,慢性充血性心力衰竭、痴呆、晚期脑血管疾病或活动性恶性肿瘤患者,都不适合降脂治疗。

同时用药不得超过 5 种。老年人常多病共存而采用多种药物联合使用,这不仅降低了药物的疗效,还会导致耐药性的发生,加大了多种药物混用产生的危险性。

除维生素、微量元素和消化酶类等药物可以用成年人剂量外,其他所有药物都应低于成年人剂量。老年人的肝、肾功能减退、白蛋白降低、脂肪组织增加,应用成年人剂量可出现较高的血药浓度,会使药物效应和不良反应增加。在用药时,要选择最合适的用药时间进行治疗,以发挥药物作用,降低其不良反应。在用药期间,一旦发生新的症状,应立刻暂停用药,这也是现代老年病学中最简单、最有效的干预措施。

🌱 随时检测用药效果

降血脂药一般都需长期服用,有的甚至终身服用。不同个体对同一药物的疗效及不良反应有相当大的差别。在一个相当长的过程中,人体与自然环境的相互反应也是变化的。因此,服药后 1～3 个月应复查血脂、肝及肾功能,还应定期复查肌酸激酶及血尿酸水平。长年服药时,可6个月复查1次。

同时,应根据血脂的变化及时调整用药。当血脂一过性升高时,采用饮食非药物治疗3~6个月后复查血脂,如能达到降脂要求则继续治疗,但仍须每6个月复查1次,如持续达到要求,每年复查1次。当血脂升高,用饮食及非药物治疗无效时,应改为药物治疗。药物治疗1~3个月复查血脂,如能达到要求,逐步改为每6个月复查1次。如治疗6个月复查血脂仍未达到要求则调整剂量,加量或调换药物种类。3~6个月后再复查,达到要求后延长为每6~12个月复查1次。血脂升高,饮食及单纯降脂药物治疗无效时,应考虑调整用药或联合用药种类。在药物治疗过程中,必须监测药物不良反应,包括肝、肾功能,血常规及必要时测定心肌酶。如出现不良反应应及时减量或停药。绝经期前妇女除非有严重危险因素,一般都可用非药物方法防治。有严重危险因素及高脂血症者方考虑药物防治。绝经期后妇女高脂血症发生概率增高,冠心病危险性也增高,故应早期积极治疗。除上述药物外,雌激素替代疗法对降低血脂也有良效。

与此同时,应随诊观察,以便及时调整剂量或更换药物。血脂降到接近期望水平时,可适当减少剂量。当出现下列情况时,应及时停药就医,进行进一步的诊治:肌无力、肌痛,面部潮红、皮肤瘙痒,肝、肾功能损害,体位性低血压,血糖异常,味觉差及便秘,胃肠道症状,白内障等。

降血脂选用谷维素

谷维素在临床上通常用于调节自主神经功能,减轻内分泌紊乱,改善精神神经失调。近年来有的医生将此药实验于治疗高脂血症,收到了较好的效果,其降胆固醇的效果与传统降脂药物烟酸肌醇相当,而降三酰甘油的效果明显高于烟酸肌醇。谷维素中的三萜烯醇可抑制肠道对胆固醇的吸收,而阿魏酸则可抑制过氧化脂质增高,调节脂代谢。此外,谷维素还能抑制血小板的聚集等,因而对冠心病防治亦有意义。因为本药对肝、肾无损害,所以对高脂血症伴有肝、肾功能不全的患者尤为适宜。

此药疗程短,没有不良反应,克服了多数降脂药对肝脏有损害作用的缺点,还能防止动脉粥样硬化的发生与发展。用于治疗高脂血症时,谷维素用量比常规剂量大得多,每次 100 毫克,每日 3 次,2 周为 1 个疗程。降胆固醇的总有效率为 73%。对三酰甘油中、重度增高者效果最佳,有效率分别达到 80% 和 97%,但对轻度三酰甘油升高者效果较差。

对症选用降脂药

动脉粥样硬化是长期形成的慢性病,需要长期治疗。当血脂降到接近水平的期望值时,就应适当减少用药剂量,也就是长期小量维持治疗,而不是立即停药。这是因为高脂血症的发生除有外界原因,如饮食、运动等,还有自身代谢、遗传等原因,它们在体内长期影响着血脂。例如胆固醇的产生主要是来自体内小肠、皮肤和肝脏(约 80%),仅有 20% 是由食物提供的,所以体内代谢等因素非常重要。

不少患者在治疗达标后,就停止了药物治疗,有的患者是断断续续地进行治疗,这都是不利于此症治疗的。与高血压病的治疗一样,目前的降脂方法只是治标,而不能治本。降低血脂虽不要求终身进行,但在降脂治疗达到标准后,过早地停药,血脂水平可以再度升高。在治疗达标后,还应在医生指导下制订一个长久的治疗计划,有效地长期控制血脂,使其维持在正常水平。在具体的治疗上,要根据不同的高脂血症分型进行有选择的用药。

轻、中度高胆固醇血症,可选用小剂量他汀类药物,包括血脂康,也可试用弹性酶、泛硫乙胺、烟酸、非诺贝特及吉非贝齐。严重的或难治的高胆固醇血症,如杂合子家族性高胆固醇血症及继发于肾病综合征的严重的高胆固醇血症,应选胆酸螯合剂、他汀类药物(包括血脂康)或这两类药联用;非继发于糖尿病者,也可用血脂康、烟酸,或烟酸与胆酸螯合剂联用。纯合子家族性高胆固醇血症患者,可首选普罗布考。

高三酰甘油患者可根据血清三酰甘油水平,选服非诺贝特、吉非贝齐、益多酯、阿昔莫司、苯扎贝特、烟酸或深海鱼油制剂;继发于糖尿病的患者,可选阿昔莫司、非诺贝特及苯扎贝特。伴有血凝倾向增高、不稳定心绞痛及曾进行冠状动脉支架植入术的高三酰甘油血症患者,可选择非诺贝特及苯扎贝特等同时具有能减低血中纤维蛋白原含量及能增强机体抗凝血作用的药物。

混合型高脂血症患者可选一些对胆固醇与三酰甘油都有作用的药剂,并应针对不同的病情,选用与之相应的药物。如以三酰甘油增高为主者,可按其增高的程度,轻者选用烟酸类药,重者选用他汀类药;如以胆固醇增高为主者,则可选非诺贝特、吉非贝齐、益多酯和苯扎贝特等贝特类药物,也可选用血脂康、烟酸及阿昔莫司等制剂。继发于糖尿病的混合型高脂血症患者,一般以血清三酰甘油水平升高为多见,可选兼有降低空腹血糖水平的阿昔莫司和苯扎贝特等药物。难治的严重高胆固醇血症以胆固醇多为主的混合型高脂血症患者,可将胆酸整合剂与烟酸,或胆酸整合剂与他汀类药物,包括血脂康等药联用。

制定个性化的用药方案

高脂血症患者的用药方案,是医生根据个人的年龄、性别、血压、血糖、生活习惯、各种慢性疾病、血脂类型、药物特点、遗传因素等情况,综合考虑制定的。概括来说,除了前面提过的根据高血脂类型和血脂变化情况选择用药外,还有患者是否有并发症、经济承受能力以及药物特点等因素须注意。

临床上,高脂血症患者常并发各种急慢性并发症,这是一个控制血脂用药的难题,不同的并发症,用药时就要分别对待。当患者的经济条件好时,可选择进口药、新药,这类药的科研开发相对国产药要好一些,各方面的质量也较可靠,在血脂异常早期就可以使用。而经济承受能力一般的患者,以预防、解决比较严重的并发症为目的,国产的降脂药,也同样可以达到降脂目的,并且经济实惠。

降血脂药的类型不同,不良反应也不同,还有一些药物联合使用的原则和禁忌,都是需要注意的。

在联合用药时,首要的就是要注意药物的不良反应并应尽量减少多种降脂药物联合应用。如胆固醇和三酰甘油均升高的患者,用药时应看以哪项升高为主。要避免选择不良反应相加的药物合用,如他汀类药物和贝特类药物(利平脂等)均对肝脏有影响,可使氨基转移酶升高。如同时服用,可使肝脏损害加重,同时还增加发生肌病(横纹肌溶解)的危险性。

在选择中药配伍时,要注意十八反、十九畏的禁忌。十八反是指甘草反甘遂、大戟、海藻、芫花;乌头反贝母、瓜蒌、半夏、白蔹、白及;藜芦反人参、沙参、丹参、玄参、细辛、芍药。十九畏是指硫黄畏朴硝;水银畏砒霜;狼毒畏密陀僧;巴豆畏牵牛;丁香畏郁金;川乌、草乌畏犀角;牙硝畏三棱;官桂畏石脂;人参畏五灵脂。

中西药联合使用时,不能盲目合用。含有乙醇的中成药如风湿骨痛药、国公酒等药酒,不宜与西药苯巴比妥、苯妥英钠、降糖灵、胰岛素、华法林等同用;否则,可使上述西药代谢加速,半衰期缩短,药效下降。含朱砂的中成药,如朱砂安神丸、健脑九、梅花点舌丸、人丹、七珍丹、七厘散、紫雪丹、苏合香丸、冠心苏合丸等不宜与具有还原性的西药,如溴化钾、溴化钠、碘化钾、碘化钠、硫酸亚铁、亚硝酸盐等同服;否则,会引起赤痢样大便,导致药源性肠炎。参茸丸、甘草浸膏片、脑灵素等均有糖皮质激素样作用,可使血糖升高、减弱降血糖药的疗效,不宜与降血糖药,如胰岛素、优降糖、降糖灵等合用。中药乌梅、山萸肉、五味子及其中成药山楂丸、乌梅安蛔丸、五味子丸等含有机酸,不宜与磺胺类药物同用;否则,可引起结晶尿、血尿或尿闭等不良反应。包括麻黄素的中成药如半夏露、气管炎片、定喘丸、哮喘冲剂等药理作用与肾上腺素相似,不宜与抗肾上腺素能神经药,如利舍平(利血平)、胍乙啶、氯丙嗪等合用。